常用

速学速记图谱

刘红燕　朱　姝　吕颖玉　编著

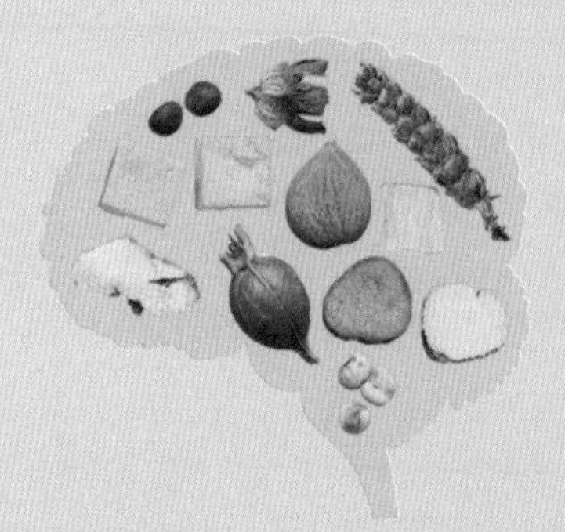

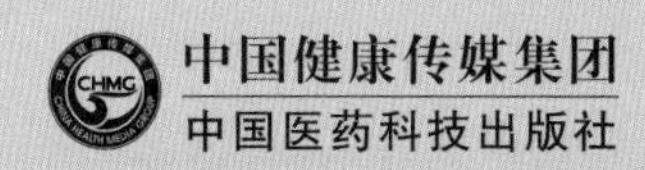

图书在版编目（CIP）数据

常用中药速学速记图谱 / 刘红燕，朱姝，吕颖玉编著 . —北京：中国医药科技出版社，2020.9

ISBN　978-7-5214-1864-4

Ⅰ.①常…　Ⅱ.①刘…　②朱…　③吕…　Ⅲ.①中药材—图谱　Ⅳ.①R282-64

中国版本图书馆 CIP 数据核字（2020）第 092007 号

美术编辑　陈君杞

出版　**中国健康传媒集团** | 中国医药科技出版社
地址　北京市海淀区文慧园北路甲 22 号
邮编　100082
电话　发行：010-62227427　邮购：010-62236938
网址　www.cmstp.com
规格　880 × 1230 mm 1/32
印张　8 1/2
字数　153 千字
版次　2020 年 9 月第 1 版
印次　2024 年 7 月第 2 次印刷
印刷　三河市万龙印装有限公司
经销　全国各地新华书店
书号　ISBN　978-7-5214-1864-4
定价　35.00 元

获取新书信息、投稿、为图书纠错，请扫码联系我们。

内容提要

《常用中药速学速记图谱》以全国高等中医药院校规划教材《中药学》为蓝本，收载临床常用中药100余味。全书采用图文对照的形式编排，每味中药都配以高清饮片彩色图谱，图文并茂，内容科学翔实，集学术性、实用性、艺术性于一体，并配以朗朗上口的鉴别、功效、临床应用速记口诀，同时每味中药还附有速记口诀音频二维码，便于学习者随时随地识药、辨药和用药。本书适合中医药专业学生、中医药从业者与爱好者学习和收藏。

SUMMARY OF CONTENTS

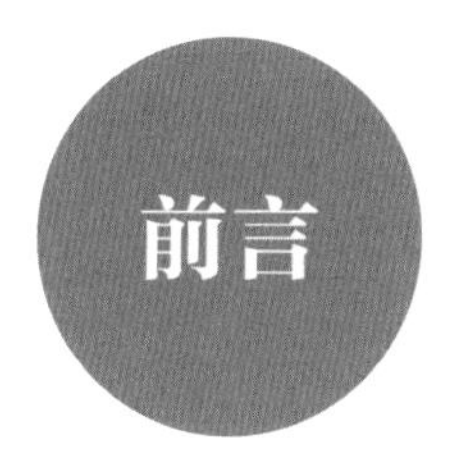

中药是大自然赐予人类的宝贵财富。作为祖国传统医学的重要组成部分，它影响深远，却又平凡而朴素，小心翼翼地呵护着我们的健康，小到一日三餐，中到日常养生，大到起死回生，处处都有中药的身影。

面对品种繁多的临床常用中药饮片，性状鉴别显得尤为重要。通常，一些具有特殊鉴别特征的中药饮片，如具有云锦花纹的何首乌、金井玉栏的桔梗、同心环纹的牛膝，比较容易辨识，但对于一些形、色相似的中药饮片来说，辨识起来较为困难。除识别困难外，初学者还普遍反映中药功效个个像四字成语，看上去相似、相近，却又极难区分和记忆。

为此，我们结合多年工作实践，以全国高等中医药院校规划教材《中药学》为蓝本，选取了100余种临床常用中药饮片，对其鉴别特征、功效及临床应用内容加以整理、加工，编制成便于快速记忆的文字口诀，同时配合高清中药饮片彩色图谱，精准反映中药的鉴别特征，帮助学习者认识和学习中药知识。

本书最大的特点是图文并茂、通俗易懂、内容丰富。性状鉴别配以高清彩色图谱，鉴别特征一目了然；鉴别口诀和功效记忆口诀采用七字一句的歌诀形式，文字精练、押韵易读、便于记忆、适用面广，并附有速记口诀音频二维码，可作为中医药院校学生、中药从业者和爱好者的参考书。

感谢青年中医爱好者张昊、姜宜秀参与音频制作，如有不当之处欢迎读者指正。由于编写水平有限，书中难免有不足之处，敬请广大读者批评指正。

编　者

2020 年 3 月

目录

第一章 解表药

PART ONE

第一节　发散风寒药

麻黄

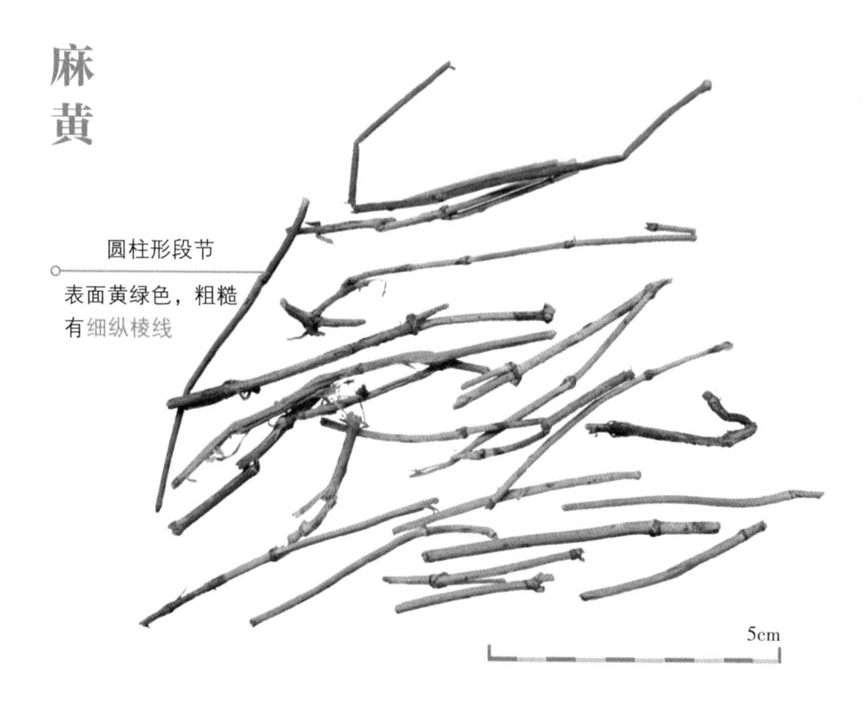

来源：为麻黄科植物草麻黄、中麻黄或木贼麻黄的干燥草质茎。

性味归经：辛、微苦，温。归肺、膀胱经。

功能主治：发汗散寒，宣肺平喘，利水消肿。常用于风寒感冒，胸闷喘咳，风水浮肿等。

使用注意：表虚自汗、阴虚盗汗及肺肾虚喘者慎用。麻黄碱有兴奋中枢的作用，高血压、心衰患者禁用，运动员、失眠者慎用。

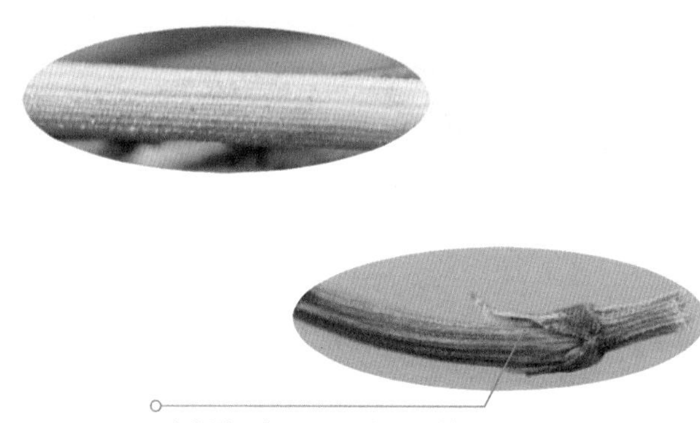

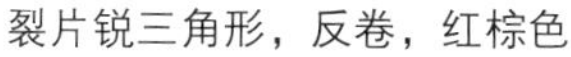

裂片锐三角形，反卷，红棕色

发汗生品不久煎，止咳平喘炙麻黄，体弱幼儿宜用绒。
善治水肿兼表证，治疗风湿及阴疽，古方煎煮去上沫；
发汗峻药配桂枝，外感风寒表实证，兼有咳喘效更佳；

临床应用口诀

宣肺平喘兼止咳，辛温之药助散通。
发汗解表显奇功，利水消肿一条龙；

功效口诀

膜质鳞叶基部联，断面中心色黄红。
麻黄茎枝黄绿圆，表面棱线纵平行；

鉴别口诀

桂枝

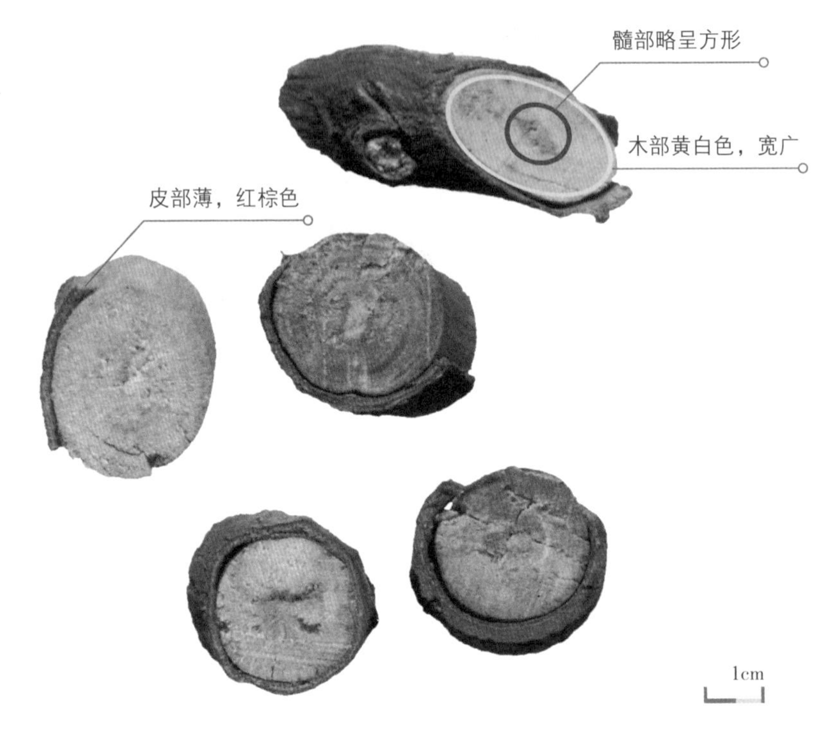

来源：为樟科植物肉桂的干燥嫩枝。

性味归经：辛、甘，温。归心、肺、膀胱经。

功能主治：发汗解肌，温通经脉，助阳化气，平冲降气。常用于风寒感冒，脘腹冷痛，血寒经闭，关节痹痛，痰饮，水肿，心悸，奔豚等。

使用注意：因辛温助热，易伤阴动血，凡外感热病、阴虚火旺、血热妄行者，均当忌用。孕妇及月经过多者慎用。

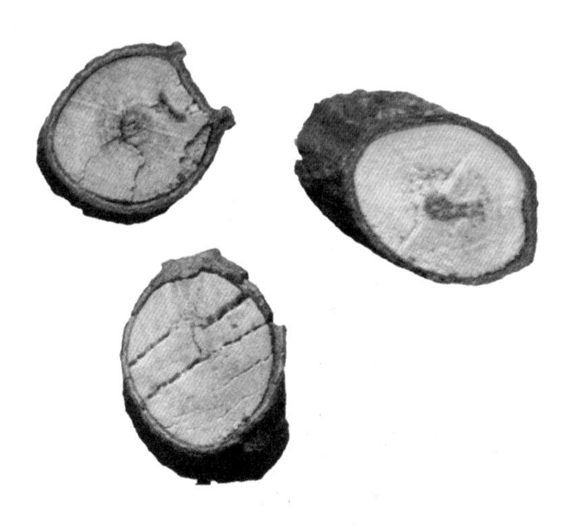

痰饮水肿心悸消，心阳得助奔豚止，孕妇热证要慎用。

临床应用口诀

风寒表实配麻黄，表虚阳虚均得效，寒凝血滞皆有功；

助阳化气心脾肾，平冲降逆疗奔豚。

功效口诀

辛甘温药入血分，温通经脉兼解肌；

味甜微辛气香浓，细嫩幼枝方是宗。

鉴别口诀

桂枝表面是红棕，皮薄木厚髓方形；

紫苏叶

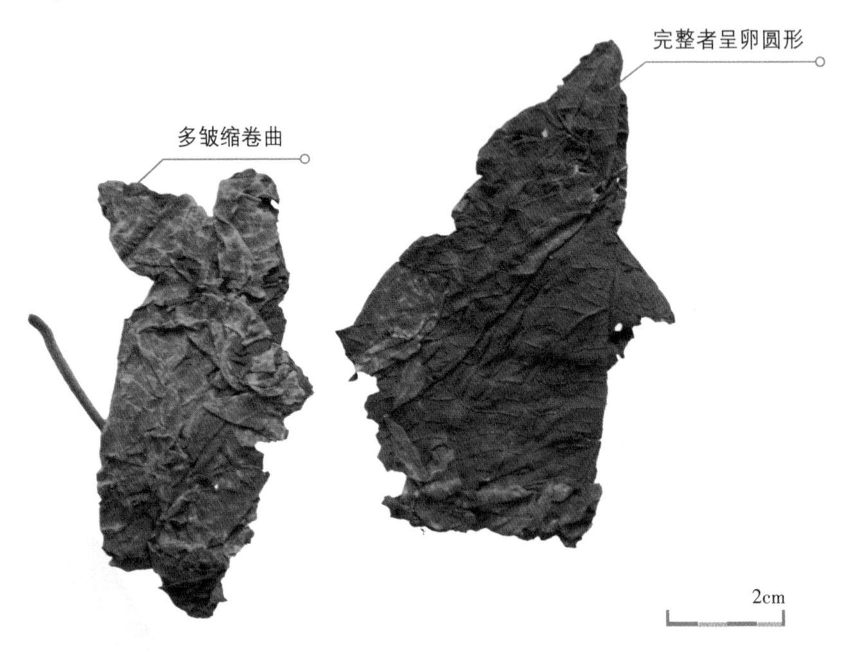

来源： 为唇形科植物紫苏的干燥叶。

性味归经： 辛，温。归肺、脾经。

功能主治： 解表散寒，行气和胃。常用于风寒感冒，咳嗽呕恶，妊娠呕吐，鱼蟹中毒等。

使用注意： 不宜久煎。

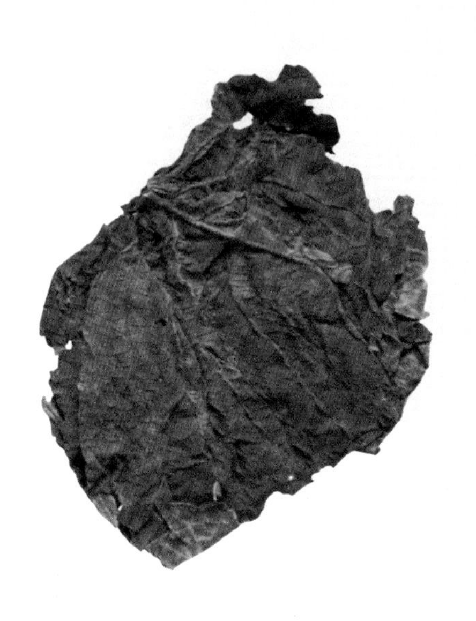

鉴别口诀

苏叶破碎皱卷缩，叶片卵圆紫又红；
边缘锯齿灰白毛，叶下腺鳞凹点状。

功效口诀

辛温之品效和缓，散寒解表力不著；
行气和胃兼止呕，解毒安胎又一功。

临床应用口诀

风寒感冒咳痰兼，胸脘满闷气滞添；
妊娠呕吐胎不安，鱼蟹中毒药食同。

防风

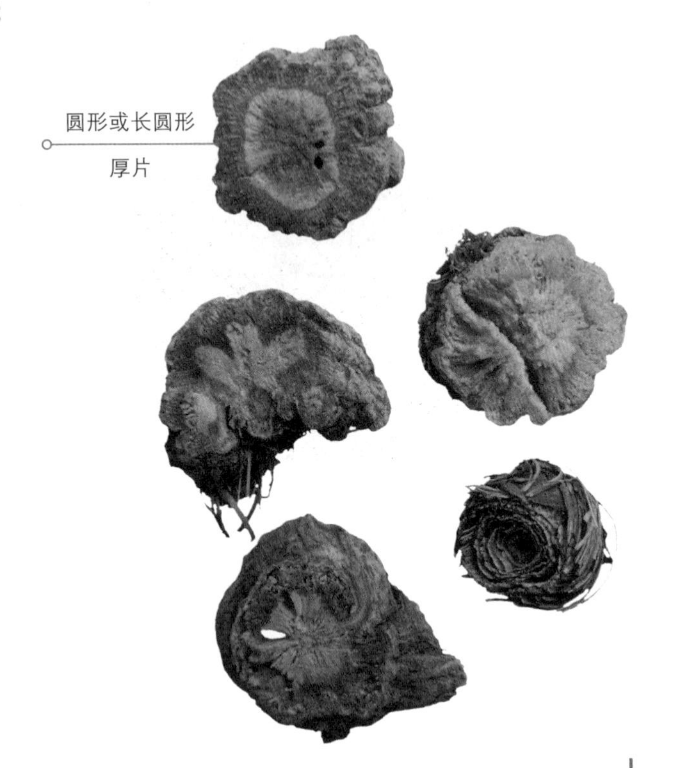

来源： 为伞形科植物防风的干燥根。

性味归经： 辛、甘，微温。归膀胱、肝、脾经。

功能主治： 祛风解表，胜湿止痛，止痉。常用于感冒头痛，风湿痹痛，风疹瘙痒，破伤风等。

使用注意： 阴血亏虚、热病动风者慎用或忌用。

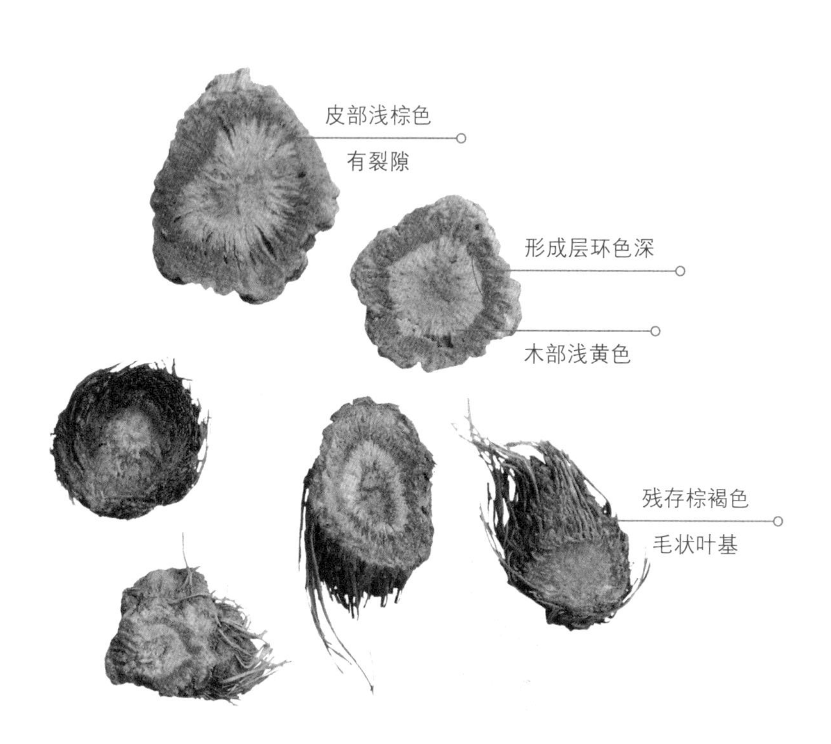

风湿痹痛兼瘙痒，破伤风显古今异。
风寒风热兼风湿，头身疼痛最为上；

临床应用口诀

平息内风止痉挛，风药之中有头功。
祛风止痒效果著，胜湿止痛显神通；
辛甘微温性平和，疗风解表第一功；

功效口诀

外皮皱缩轻体质，断面裂隙菊花心。
防风长条色灰黄，头部密集蚯蚓头；

鉴别口诀

荆芥

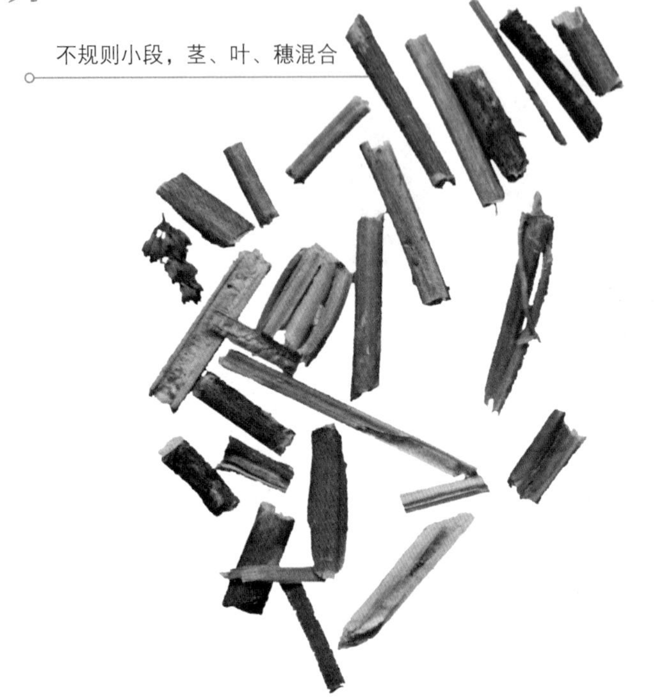

来源:为唇形科植物荆芥的干燥地上部分。

性味归经: 辛，微温。归肺、肝经。

功能主治: 解表散风，透疹消疮，止血。常用于外感表证，风疹瘙痒，麻疹不透，疮疡初起，吐衄下血等。

使用注意: 不宜久煎。发表透疹消疮宜生用；止血宜炒炭用；荆芥穗长于祛风。

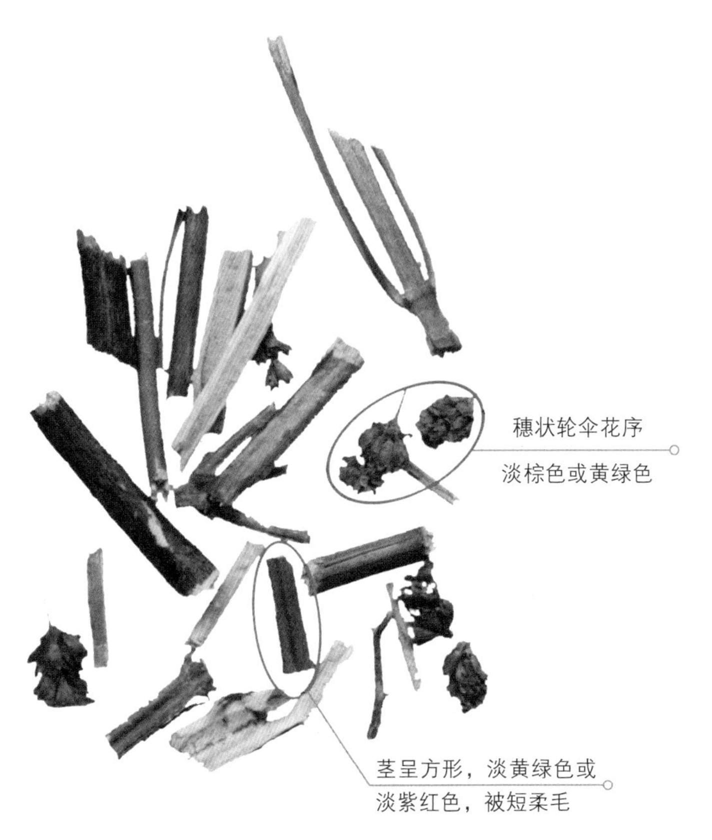

临床应用口诀

疮疡初期效最佳，各类出血炭显功。
风寒风热表证求，麻疹风疹皆发力；

功效口诀

透疹止痒消疮疡，炒炭止血又一功。
药性功效同防风，平和解表兼散风；

鉴别口诀

体轻质脆有白髓，味涩辛凉气香浓。
荆芥茎方有紫红，穗状花序绿萼存；

羌活

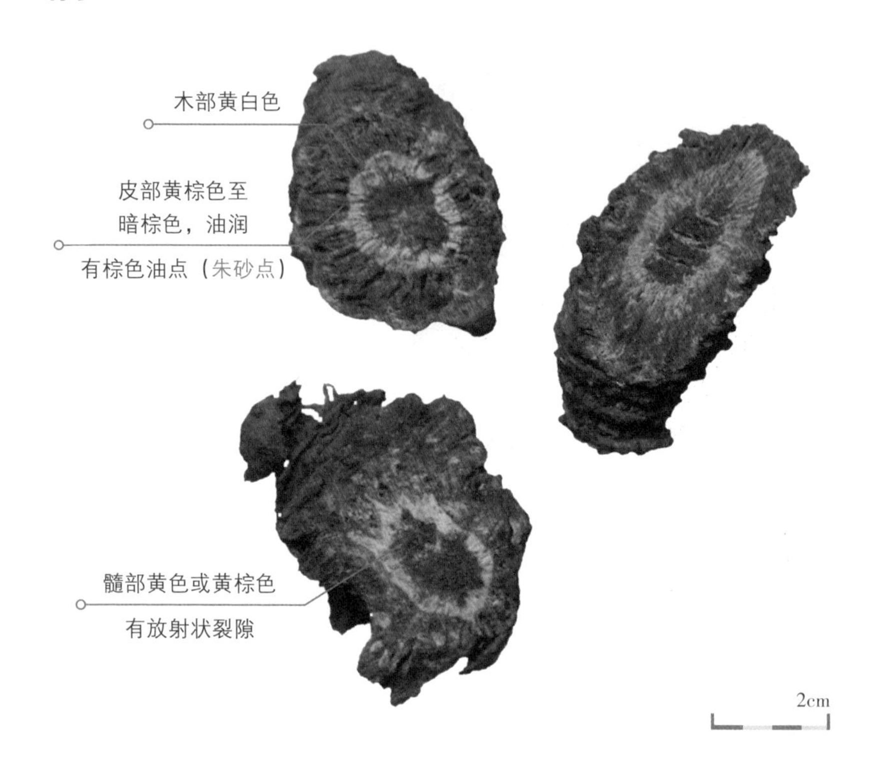

来源：为伞形科植物羌活或宽叶羌活的干燥根茎和根。

性味归经：辛、苦，温。归膀胱、肾经。

功能主治：解表散寒，祛风除湿，止痛。常用于风寒感冒，头痛项强，风湿痹痛，肩背酸痛等。

使用注意：阴虚血热者慎用。用量过多易致呕吐，脾胃虚弱者不宜服。

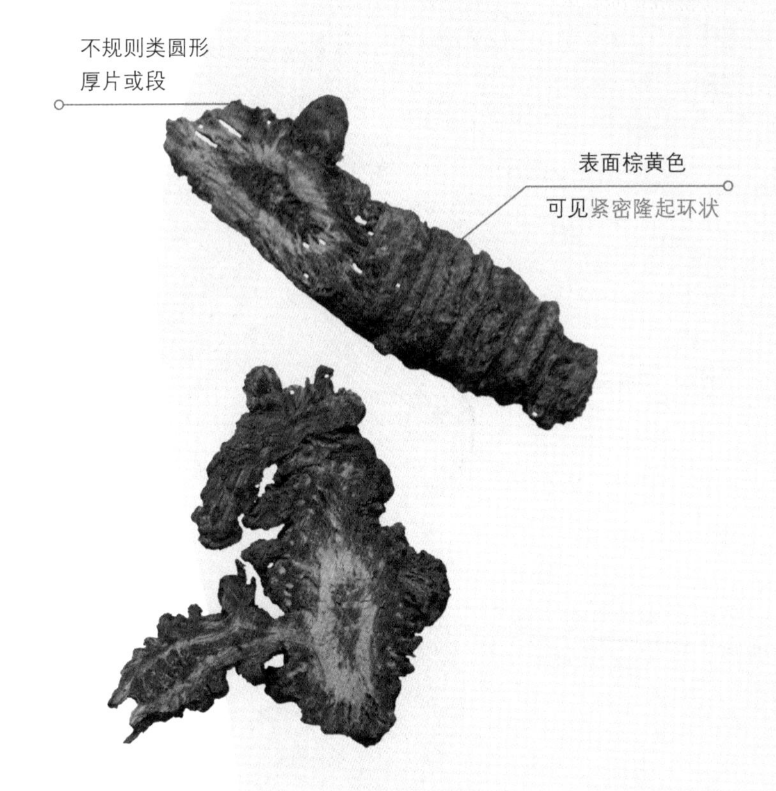

风寒湿痹肩背痛，此药可令诸症缓。

临床应用口诀

风寒感冒为仙草，兼有风湿效更佳；
止痛之力尤为佳，祛风除湿入太阳。

功效口诀

芳香辛苦药性烈，温散寒邪解表强；
体轻质脆易折断，裂隙油点菊花心。

鉴别口诀

羌活似蚕或竹节，密生根痕色棕褐；

白芷

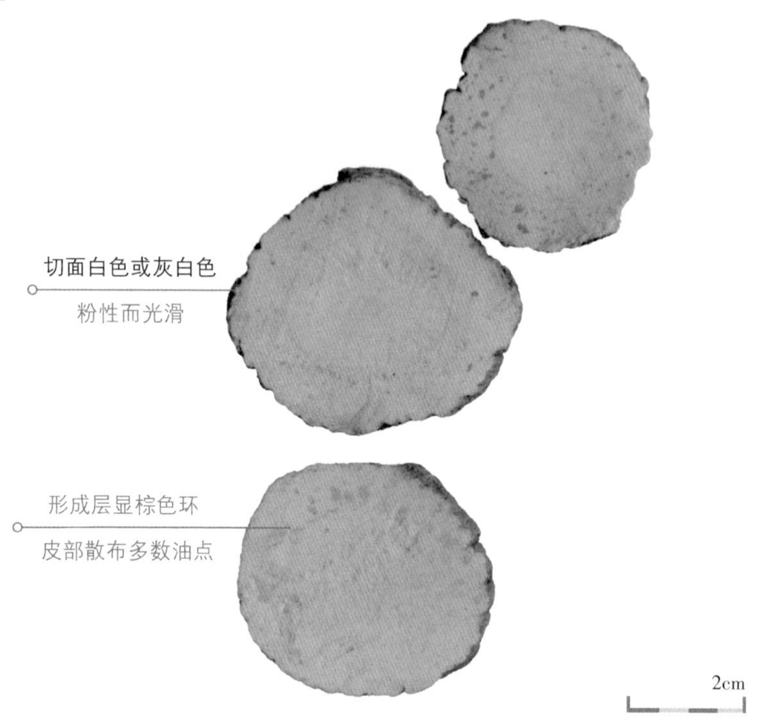

来源：为伞形科植物白芷或杭白芷的干燥根。

性味归经：辛，温。归胃、大肠、肺经。

功能主治：解表散寒，祛风止痛，宣通鼻窍，燥湿止带，消肿排脓。常用于感冒头痛，眉棱骨痛，鼻塞流涕，鼻鼽，鼻渊，牙痛，带下，疮疡肿痛等。

使用注意：阴虚血热者忌用。

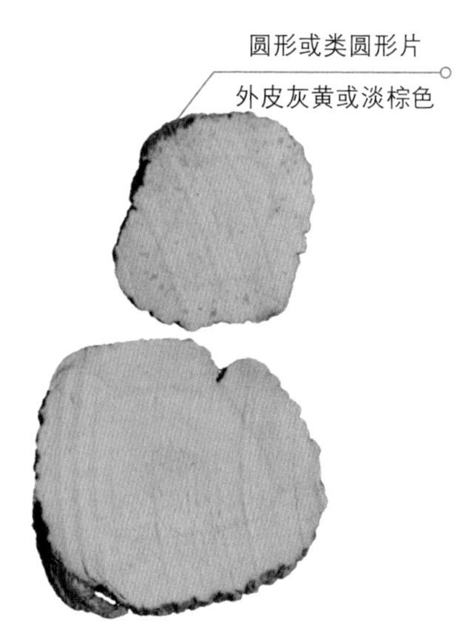

鼻鼽鼻渊效果佳，寒湿湿热带下停，疮疡各期皆有功。
风寒感冒为佐药，头痛鼻塞可选用，其他疼痛亦能求；

临床应用口诀

燥湿止带兼止痛，消肿排脓散郁结，祛风止痒皆可用。
辛温芳香性平和，解表散寒入阳明，宣通鼻窍为佳品；

功效口诀

皮层黄棕油点多，气香味辛微苦温。
圆锥白芷疙瘩丁，断面粉白棕环纹；

鉴别口诀

第二节 发散风热药

薄荷

不规则的小段
茎、叶、花混合
2cm
轮伞花序腋生
花萼钟状

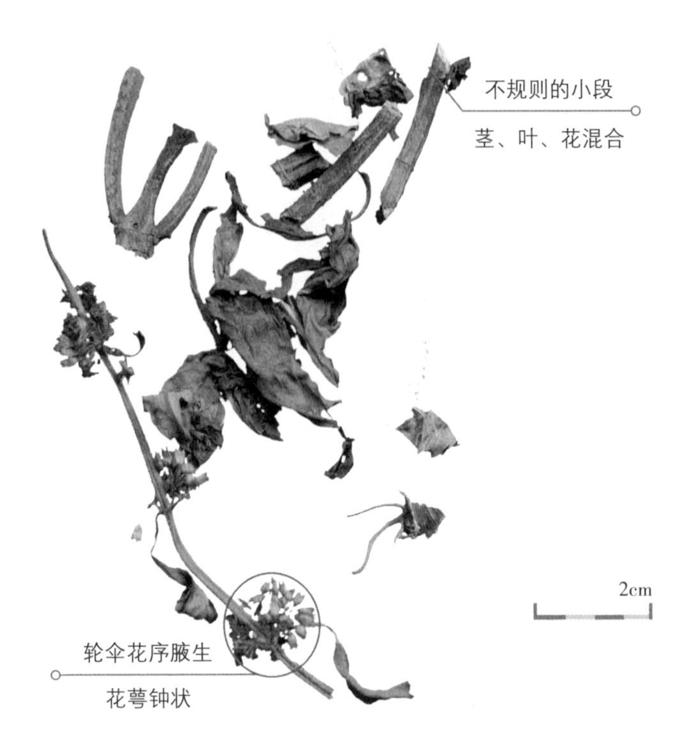

来源： 为唇形科植物薄荷的干燥地上部分。

性味归经： 辛，凉。归肺、肝经。

功能主治： 疏散风热，清利头目，利咽透疹，疏肝行气。常用于风热感冒，风温初起，头痛，目赤，喉痹，口疮，风疹，麻疹，肝气郁滞，胸胁胀闷等。

使用注意： 体虚多汗、阴虚血燥者慎用。

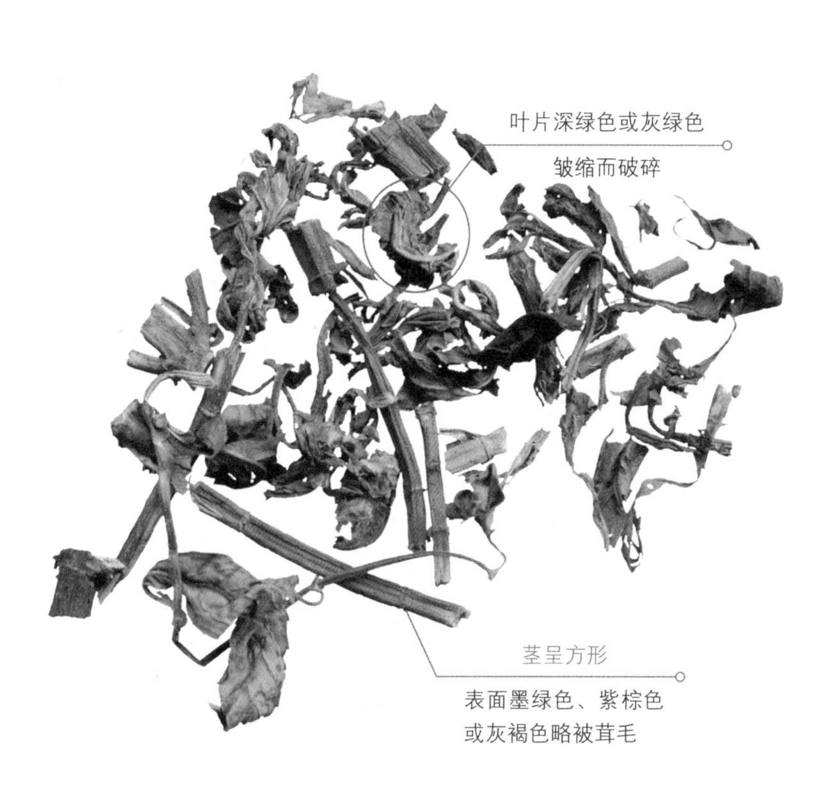

疏肝理气解郁滞，煎煮当为后入药。
轻清上行疗头目，麻疹风疹皆有效；
风热感冒兼温病，咽喉疼痛请它消；

临床应用口诀

芳香辟秽能化湿，疏肝行气调经妙。
清利头目精神爽，利咽透疹疼痛消；
辛凉之品第一药，疏散风热好疗效；

功效口诀

质脆易断髓中空，气味芳香味辛凉。
薄荷方茎叶对生，轮状花序腋下生；

鉴别口诀

牛蒡子

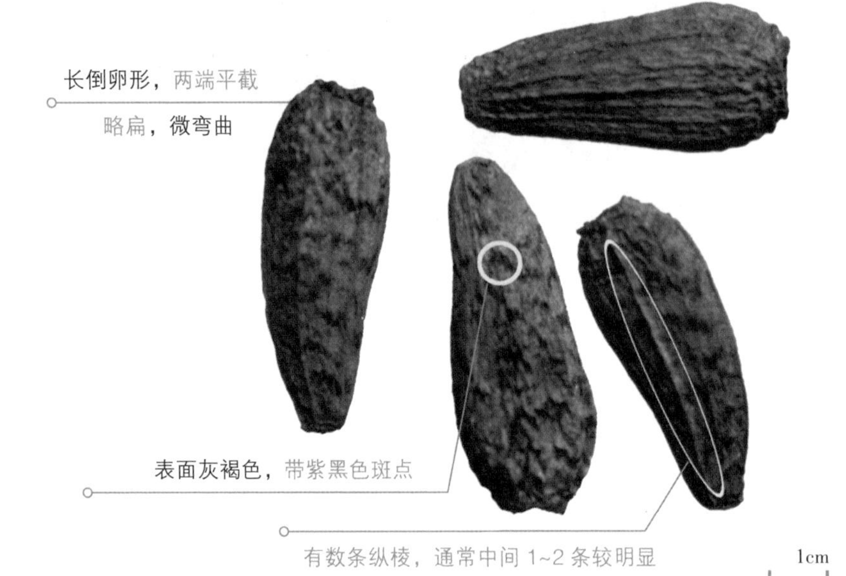

来源：为菊科植物牛蒡的干燥成熟果实。

性味归经：辛、苦，寒。归肺、胃经。

功能主治：疏散风热，宣肺透疹，解毒利咽。常用于风热感冒，温病初起，咳嗽痰多，麻疹不透，风疹瘙痒，咽喉肿痛，痄腮，丹毒，痈肿疮毒等。

使用注意：本品性寒，滑肠通便、气虚便溏者慎用。

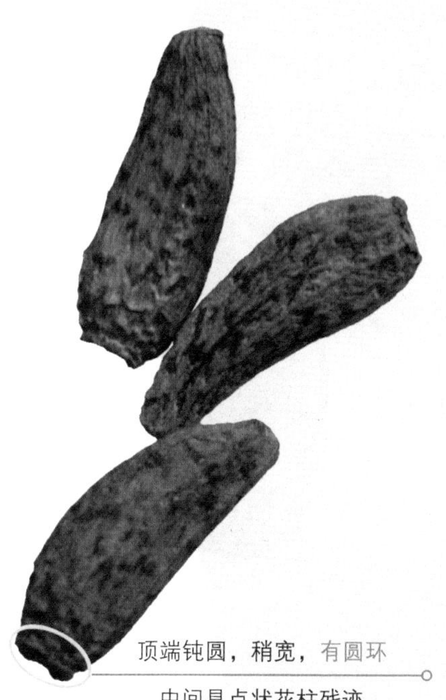

鉴别口诀

牛蒡瘦果似瓜子，表面灰褐纵棱微；
紫黑斑点稀疏布，气微味苦后微辛。

功效口诀

升中有降味辛苦，疏散风热力不著；
宣肺祛痰最擅长，利咽透疹可解毒。

临床应用口诀

风热感冒非主药，咳嗽痰多宜选用；
麻疹风疹同薄荷，咽喉肿痛丹毒痈。

蝉蜕

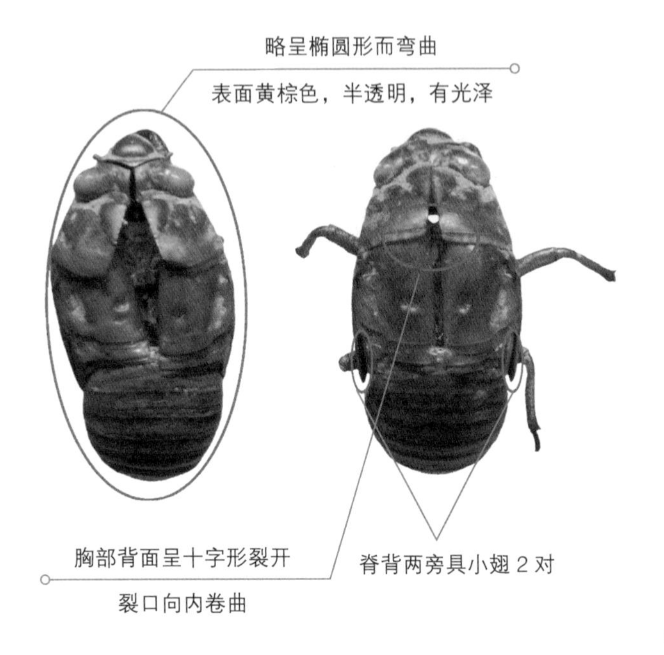

来源： 为蝉科昆虫黑蚱的若虫羽化时脱落的皮壳。

性味归经： 甘，寒。归肺、肝经。

功能主治： 疏散风热，利咽开音，透疹，明目退翳，息风解痉。常用于风热感冒，咽痛音哑，麻疹不透，风疹瘙痒，目赤翳障，惊风抽搐，破伤风等。

使用注意： 孕妇慎用。

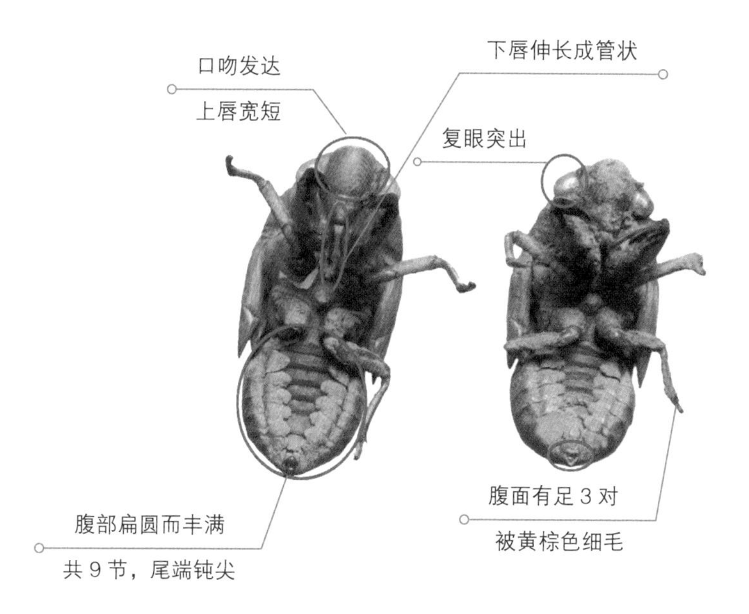

临床应用口诀

内外风中求蝉蜕，小儿夜啼用此安，孕妇慎用谨记牢。
风热咽痛或失音，麻疹不透瘙痒现，目赤翳障兼肿痛；

功效口诀

利咽开音为佳品，透疹止痒又一功，祛除外风息内风。
性味甘寒为皮壳，质轻上浮散风热，善于退翳可明目；

鉴别口诀

体轻背有十字裂，易碎中空九腹节。
蝉蜕弯曲又椭圆，表面黄棕半透明；

桑叶

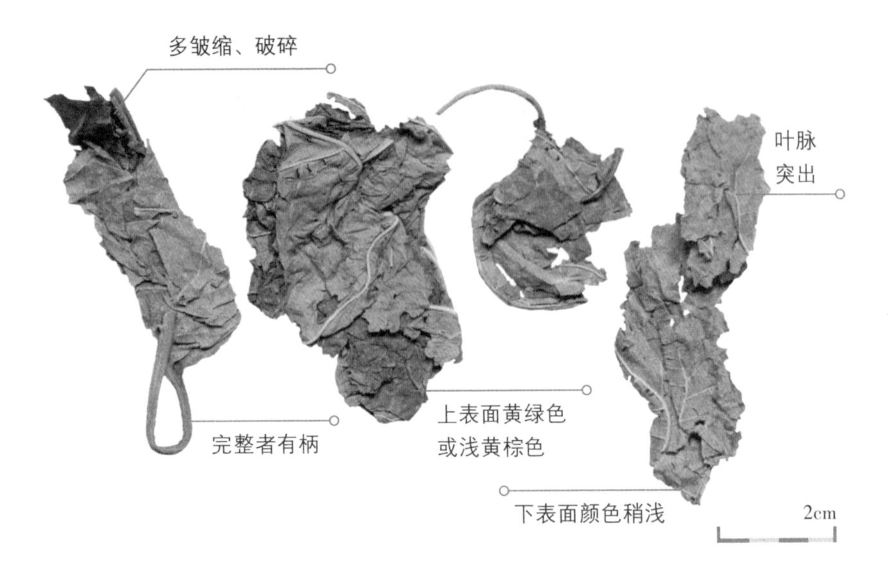

来源： 为桑科植物桑的干燥叶。

性味归经： 甘、苦，寒。归肺、肝经。

功能主治： 疏散风热，清肺润燥，清肝明目。常用于风热感冒，肺热燥咳，头晕头痛，目赤昏花等。

使用注意： 桑叶蜜制能增强润肺止咳的作用，故肺燥咳嗽多用蜜制桑叶。

叶片基部心脏形
边缘有锯齿
呈宽卵形
顶端微尖
小脉网状
叶脉突出，密生白柔毛

鉴别口诀

桑叶皱缩卵圆展，顶端微尖锯齿边；
色绿背面脉网纹，质脆气微甘苦寒。

功效口诀

甘寒之品兼味苦，疏散之中兼清泻，治疗风热为佐助；
清肺润燥又止咳，平抑肝阳可凉血，清肝明目更益阴。

临床应用口诀

风热感冒兼咳嗽，肺热燥热皆可疗；
平抑肝阳止眩晕，肝热阴亏有佳效。

菊花

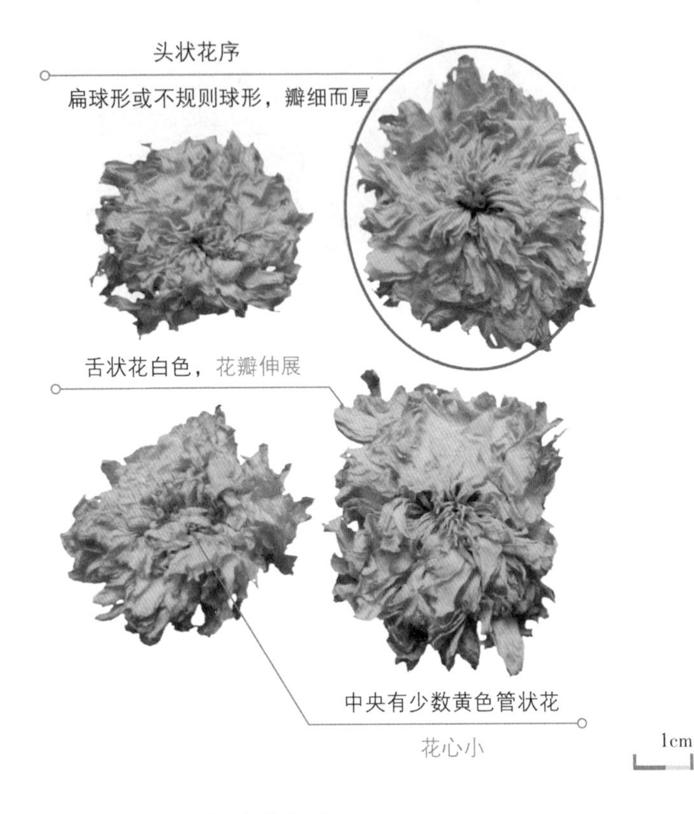

来源：为菊科植物菊的干燥头状花序。

性味归经：甘、苦，微寒。归肺、肝经。

功能主治：散风清热，平肝明目，清热解毒。常用于风热感冒，肝阳上亢，头痛眩晕，目赤肿痛，眼目昏花，疮痈肿毒等。

使用注意：疏散风热宜用黄菊花，平肝、清肝明目宜用白菊花。

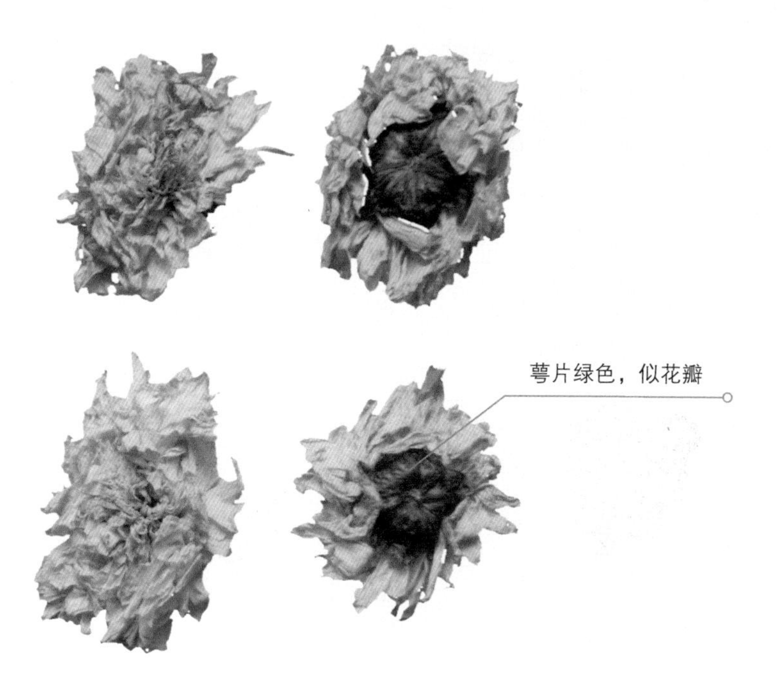

临床应用口诀

疮痈肿毒加一味，清肝养肝把目清。
风热感冒力稍弱，善平肝阳止眩晕；

功效口诀

菊花偏重清平肝，又能解毒显其效。
甘寒疏散同桑叶，桑叶善于把肺清；

鉴别口诀

外轮舌瓣内管状，萼似叶片密层层。
菊分黄白及野生，头状花序类球形；

柴胡

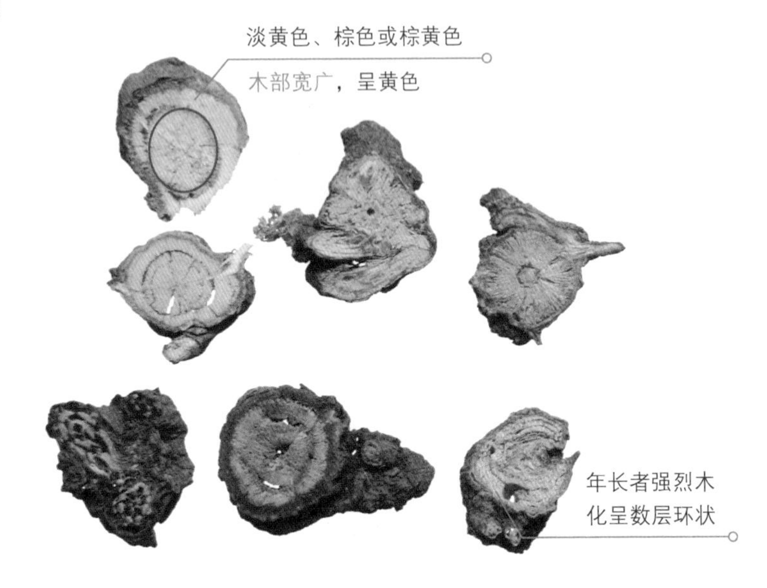

来源：为伞形科植物柴胡或狭叶柴胡的干燥根。按性状不同，分别习称“北柴胡”及“南柴胡”。

性味归经：辛、苦，微寒。归肝、胆、肺经。

功能主治：疏散退热，疏肝解郁，升举阳气。常用于感冒发热，寒热往来，肝郁气滞，胸胁胀痛，月经不调，子宫脱垂，脱肛等。

使用注意：阴虚阳亢、肝风内动、阴虚火旺及气机上逆者忌用或慎用。

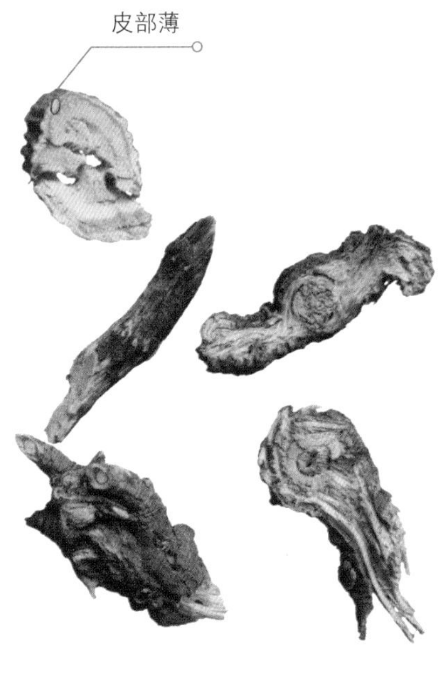

肝郁气滞调月经，气虚下陷举脏器，劫伤肝阴须牢记。

临床应用口诀

感冒发热第一品，风寒风热皆可用，寒热往来配黄芩；

疏肝解郁为君药，升举阳气显佳效。

功效口诀

辛苦微寒解表药，疏散退热有奇效；

软坚纤维分南北，皮薄木宽有环纹。

鉴别口诀

柴胡根头被叶基，棕褐纵皱质坚韧；

葛根

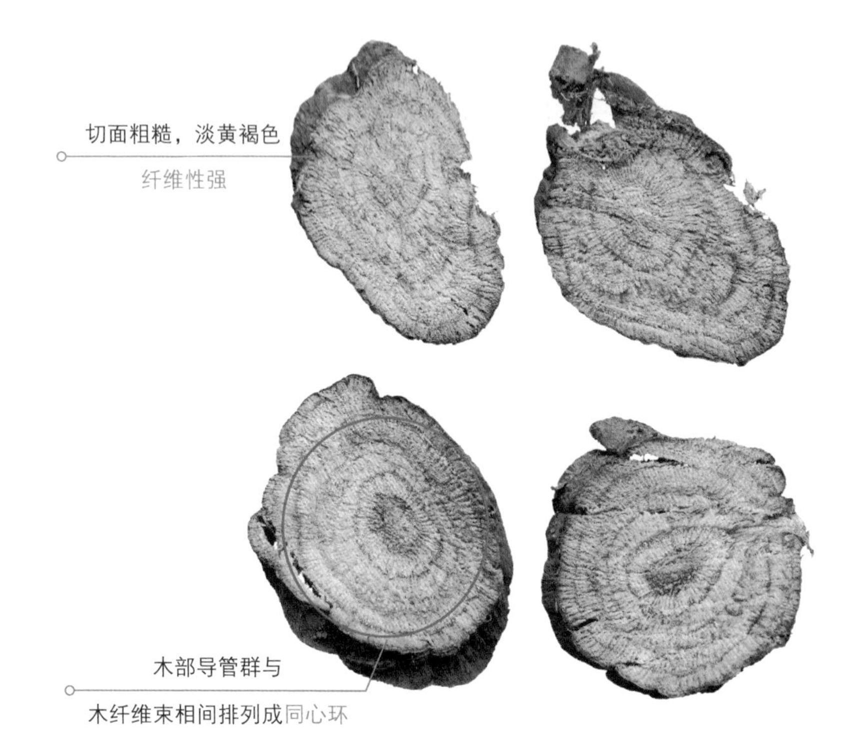

来源：为豆科植物野葛的干燥根。

性味归经：甘、辛，凉。归脾、胃、肺经。

功能主治：解肌退热，生津止渴，透疹，升阳止泻，通经活络，解酒毒。常用于外感发热，头痛，项背强痛，口渴，消渴，麻疹不透，热痢，泄泻，眩晕头痛，中风偏瘫，胸痹心痛，酒毒伤中等。

使用注意：解肌退热、透疹、生津宜生用，升阳止泻宜煨用。

临床应用口诀

解热疗瘫平眩晕，善解酒毒第一药。
善治痢疾与泄泻，胸痹消渴与麻疹；
风寒风热均可用，项背强痛有奇效；

功效口诀

升阳止泻疗痢疾，辛能通经又活络，甘能解酒护中焦。
辛甘凉药兼发散，解肌退热同柴胡，生津止渴可透疹；

鉴别口诀

质地坚韧纤维强，气微味甜凉甘辛。
葛根棕褐圆柱形，断面心黄皮浅棕；

第二章 清热药

PART TWO

第一节　清热泻火药

石膏

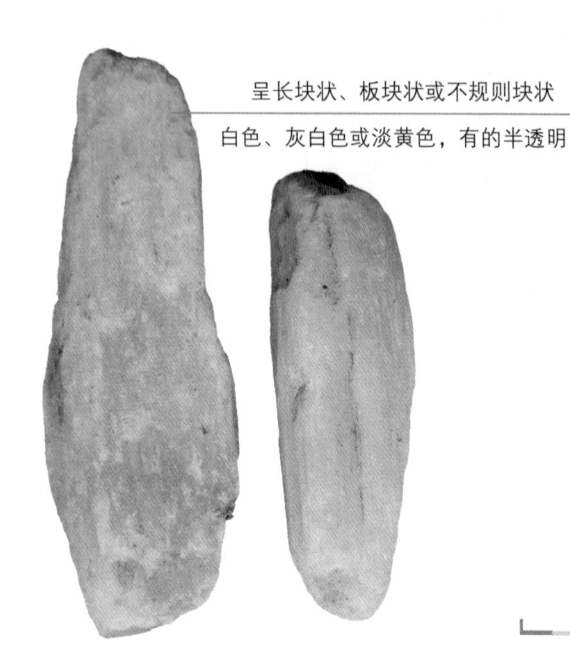

来源： 为硫酸盐类矿物硬石膏族石膏，主要成分为含水硫酸钙（$CaSO_4 \cdot 2H_2O$）。

性味归经： 甘、辛，大寒。归肺、胃经。

功能主治： 生用：清热泻火，除烦止渴，常用于外感热病、高热烦渴、肺热喘咳、胃火亢盛、头痛、牙痛等；煅用：敛疮生肌，收湿止血，常用于溃疡不敛、湿疹瘙痒、水火烫伤、外伤出血等。

使用注意： 脾胃虚寒及阴虚内热者忌用。

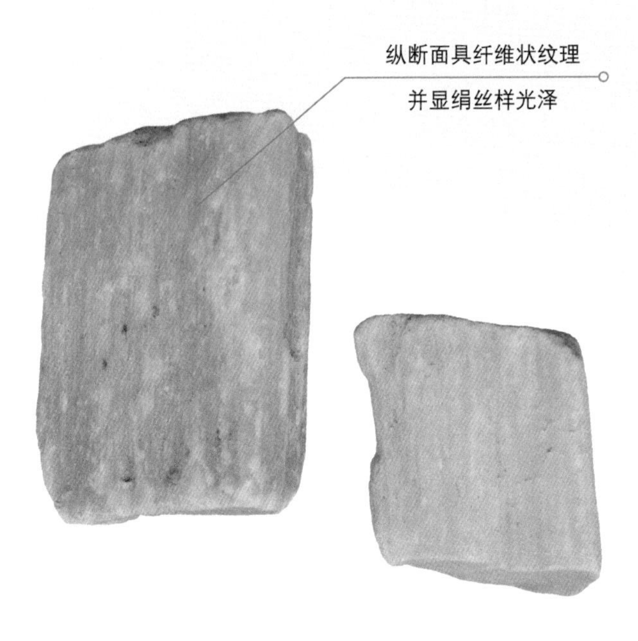

鉴别口诀

石膏结晶硫酸钙，块头各异体色白；
体重质脆易捻碎，绢丝光泽纵条纹。

功效口诀

除烦止渴气分药，甘辛大寒善清解；
收湿敛疮宜煅用，兼能生肌与止血。

临床应用口诀

外感热病首当冲，内清肺胃热内蕴；
一切外伤用煅品，生品先煎煅外用。

知母

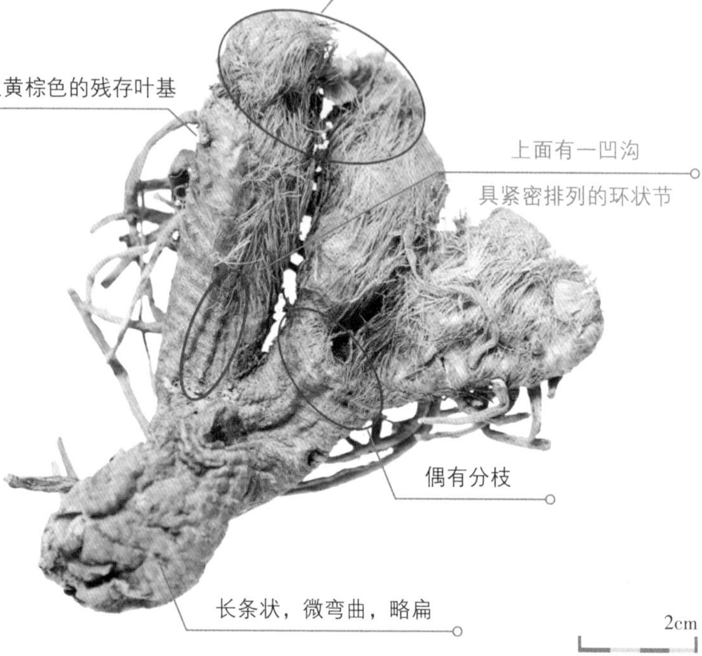

顶端有浅黄色的叶痕及茎基，习称“金包头”

节上密生黄棕色的残存叶基

上面有一凹沟

具紧密排列的环状节

偶有分枝

长条状，微弯曲，略扁

2cm

来源：为百合科植物知母的干燥根茎。

性味归经：苦、甘，寒。归肺、胃、肾经。

功能主治：清热泻火，滋阴润燥。常用于外感热病，高热烦渴，肺热燥咳，骨蒸潮热，内热消渴，肠燥便秘等。

使用注意：因性寒质润，有滑肠作用，故脾虚便溏者不宜用。

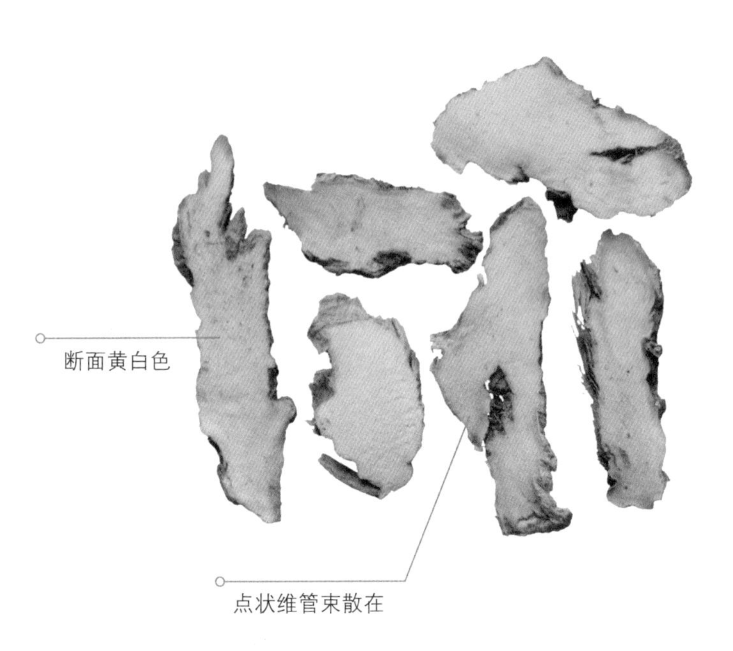

内热消渴津自生，阴虚便秘知母平，脾虚便溏要慎用。

临床应用口诀

外感热病石膏配，阴虚燥咳把肺润，骨蒸潮热清虚热；

滋阴润燥能清润，善入肺胃与肾经。

功效口诀

甘苦寒凉疗燥热，清热泻火力显著；

背面皱缩有根痕，断面黄白点脉纹。

知母根茎金包头，环节紧凑密毛棕；

鉴别口诀

夏枯草

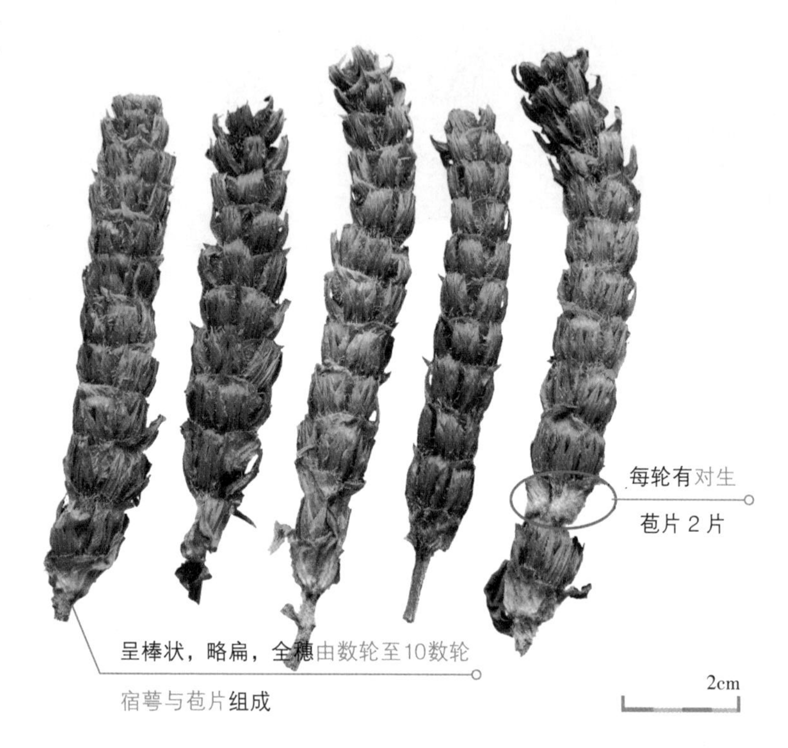

来源： 为唇形科植物夏枯草的干燥果穗。

性味归经： 辛、苦，寒。归肝、胆经。

功能主治： 清肝泻火，明目，散结消肿。常用于目赤肿痛，目珠夜痛，头痛眩晕，瘰疬，瘿瘤，乳痈，乳癖，乳房胀痛等。

使用注意： 脾胃虚弱者慎用。

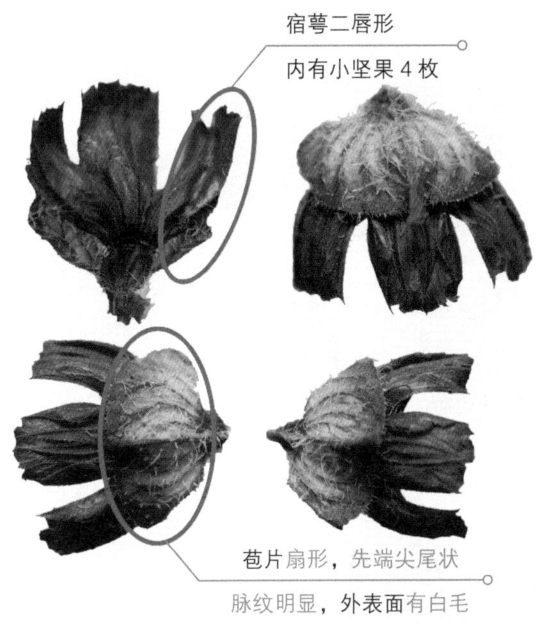

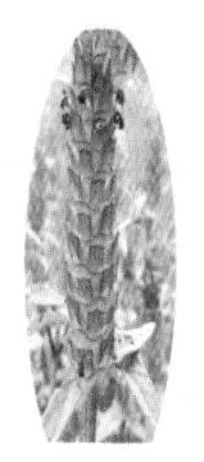

鉴别口诀

夏枯花穗呈棒状，宿萼苞片层层叠；
二唇萼片坚果四，苞片扇形脉纹清。

功效口诀

辛苦寒药入肝经，善于泻火把肝清；
明目之中增一药，散结消肿显奇效。

临床应用口诀

目赤肿痛肝火炎，瘰疬瘿瘤诸结消；
乳痈乳癖服畅通，脾胃虚弱要慎用。

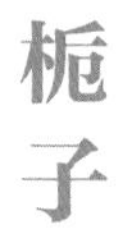

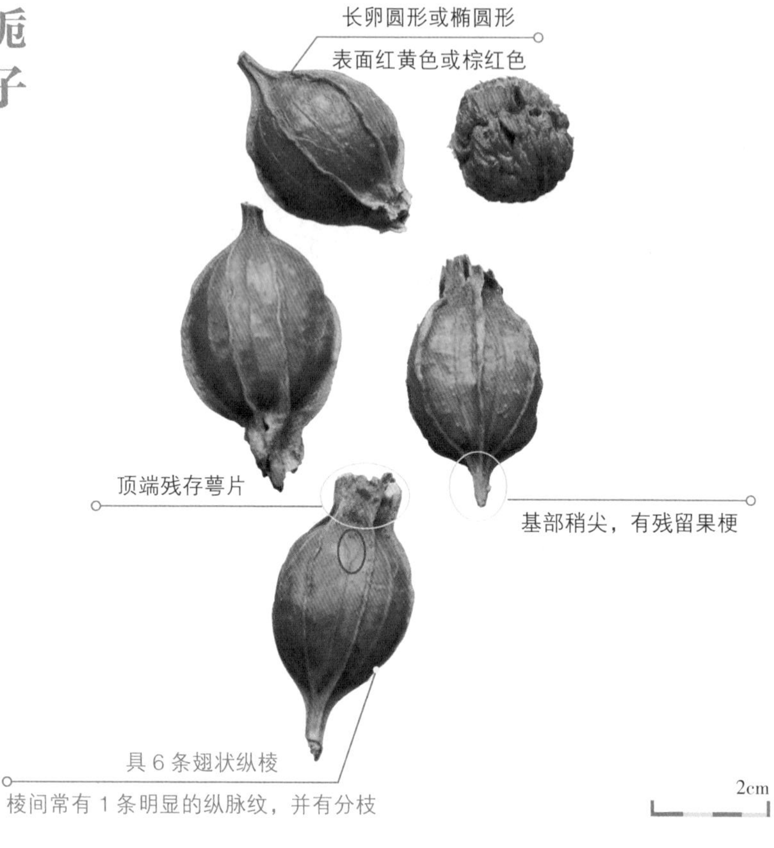

来源： 为茜草科植物栀子的干燥成熟果实。

性味归经： 苦，寒。归心、肺、三焦经。

功能主治： 泻火除烦，清热利湿，凉血解毒。常用于热病心烦，湿热黄疸，淋证涩痛，血热吐衄，目赤肿痛，火毒疮疡等。外用消肿止痛，常用于扭挫伤痛等。

使用注意： 因苦寒伤胃，脾虚便溏者不宜用。外用时生品适量，研末调敷。

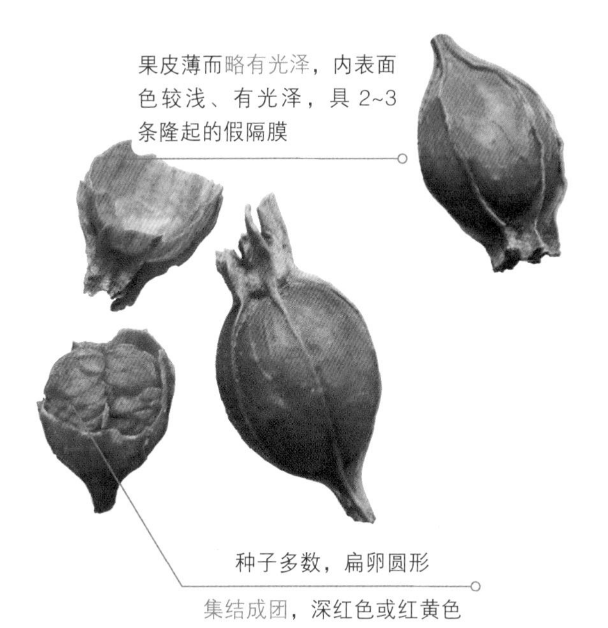

鉴别口诀

栀子椭圆红黄棕，六棱隆起顶有翅；
皮薄质脆内色浅，扁圆种子黏成团。

功效口诀

苦寒之药善清热，泻火除烦入心经；
凉血利湿通三焦，外用消肿能止痛。

临床应用口诀

热病烦闷用栀子，湿热黄疸配茵陈，热淋涩痛小便难；
目赤肿痛与热毒，外用善治扭挫伤，苦寒伤胃须记牢。

第二节　清热燥湿药

黄芩

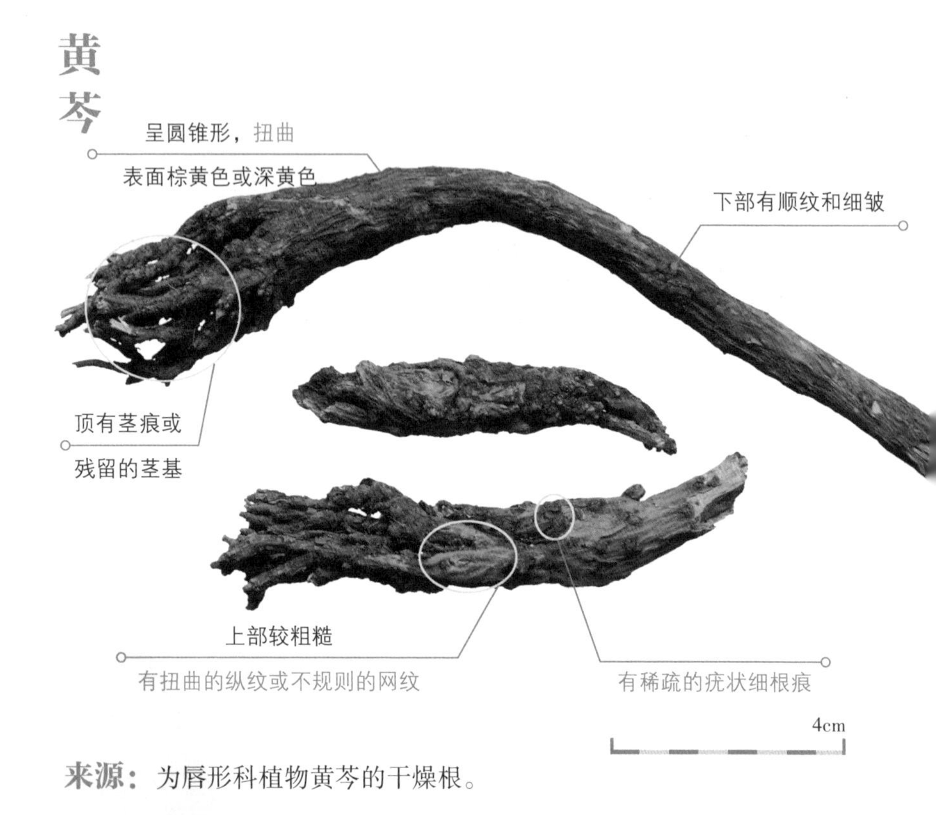

来源：为唇形科植物黄芩的干燥根。

性味归经：苦，寒。归肺、胆、脾、大肠、小肠经。

功能主治：清热燥湿，泻火解毒，止血安胎。常用于湿温、暑湿，胸闷呕恶，湿热痞满，泻痢，黄疸，肺热咳嗽，高热烦渴，寒热往来，血热吐衄，痈肿疮毒，胎动不安等。

使用注意：因苦寒伤胃，脾胃虚寒者不宜使用。

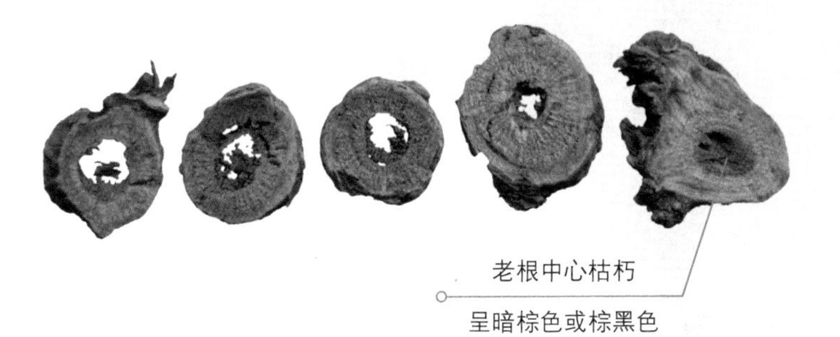

鉴别口诀

黄芩扭曲类圆锥，棕黄网纹质硬脆；
断面黄色中心棕，老根枯朽或中空。

功效口诀

苦寒清热有黄芩，清肝泻火疗目痛。
味苦气薄泻肺火，肺热壅遏咳嗽清。

临床应用口诀

上焦湿热主攻手，肺热咳嗽之要药；
血热出血胎不安，痈肿疮毒又一效。

黄连

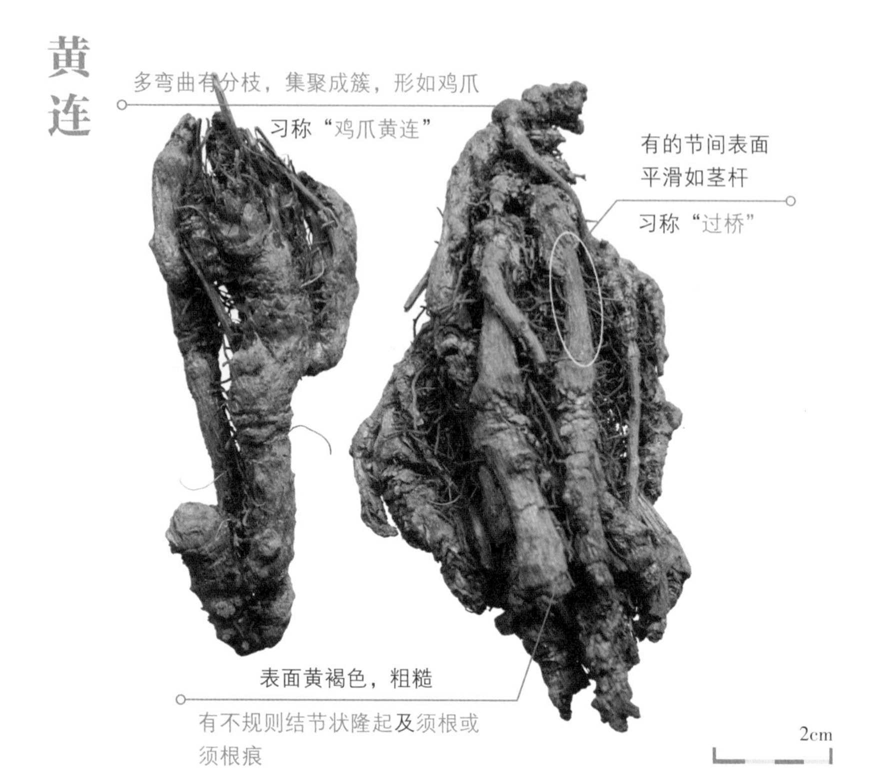

来源：为毛茛科植物黄连、三角叶黄连或云连的干燥根茎。以上三种分别习称“味连”“雅连”“云连”。

性味归经：苦，寒。归心、脾、胃、肝、胆、大肠经。

功能主治：清热燥湿，泻火解毒。常用于湿热痞满，呕吐吞酸，泻痢，黄疸，高热神昏，心火亢盛，心烦不寐，心悸不宁，血热吐衄，目赤牙痛，消渴，痈肿疔疮；外治湿疹，湿疮，耳道流脓等。

使用注意：因大苦大寒，过服久服易伤脾胃，脾胃虚寒者忌用；苦燥易伤阴津，阴虚津伤者慎用。

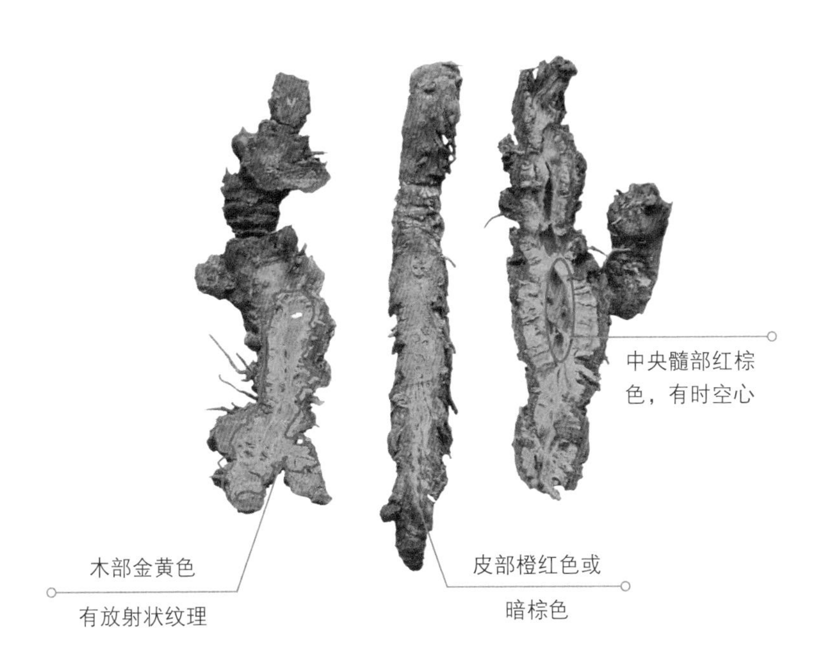

鉴别口诀

黄连集聚或单枝，多枝簇生如鸡爪；
木部金黄皮暗棕，放射纹理髓红棕。

功效口诀

黄连苦寒泻心火，平肝明目燥湿热；
治痢杆菌兼除痞，清热解毒疗效确。

临床应用口诀

黄连常为中焦药，湿热痞满泻痢停；
血热吐衄胃热盛，高热神昏心火旺；
善治痈肿与疔疮，湿疹湿疮外敷良。

黄柏

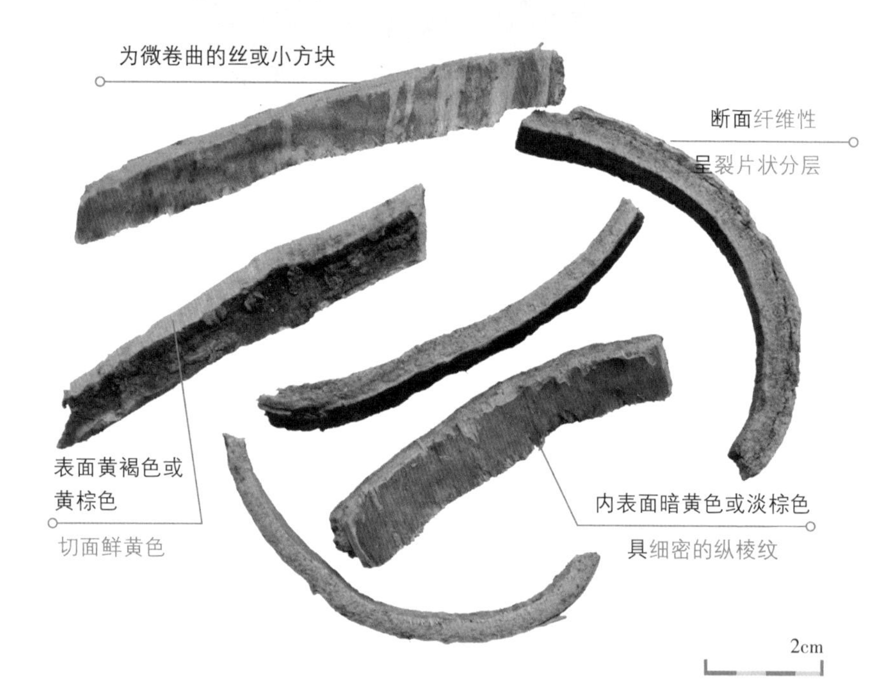
为微卷曲的丝或小方块
断面纤维性
呈裂片状分层
表面黄褐色或黄棕色
切面鲜黄色
内表面暗黄色或淡棕色
具细密的纵棱纹
2cm

来源： 为芸香科植物黄皮树的干燥树皮。

性味归经： 苦，寒。归肾、膀胱经。

功能主治： 清热燥湿，泻火除蒸，解毒疗疮。常用于湿热泻痢，黄疸尿赤，带下阴痒，热淋涩痛，脚气痿躄，骨蒸劳热，盗汗，遗精，疮疡肿毒，湿疹湿疮等。

使用注意： 因苦寒伤胃，脾胃虚寒者忌用。

鉴别口诀

黄柏树皮板片状，灰褐粗皮无弹性；
体轻质硬分层裂，鲜黄断面纤维强。

功效口诀

黄柏善于入下焦，清热燥湿同二黄；
泻火解毒又一品，善清骨蒸配知母。

临床应用口诀

下焦湿热用黄柏，骨蒸潮热苦坚阴；
疮疡肿毒内外用，湿疹湿疮亦等同。

第三节　清热解毒药

金银花

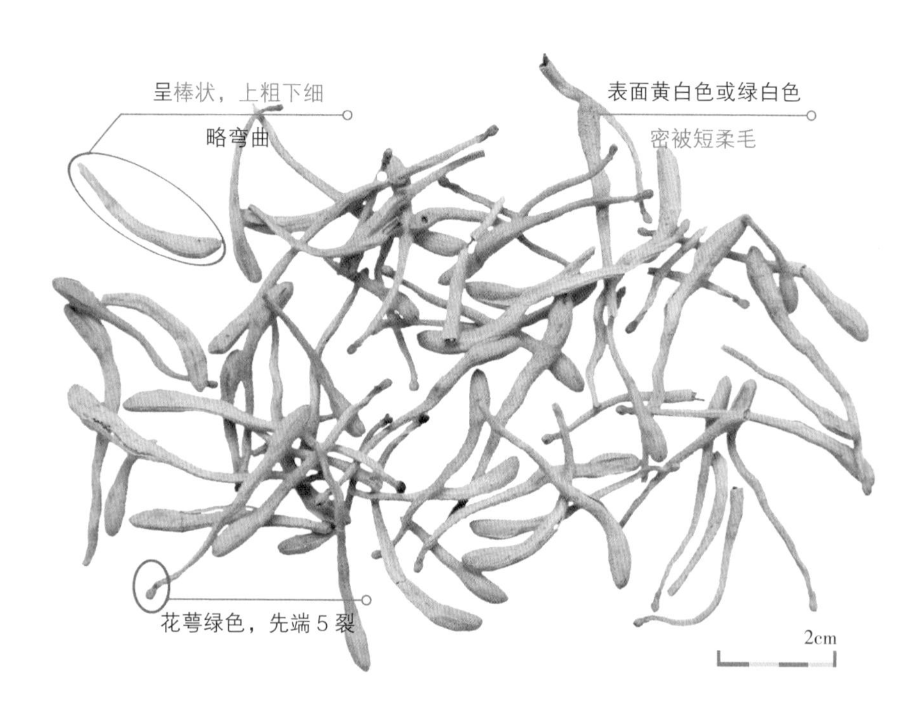

来源： 为忍冬科植物忍冬的干燥花蕾或带初开的花。

性味归经： 甘，寒。归肺、心、胃经。

功能主治： 清热解毒，疏散风热。常用于痈肿疔疮，喉痹，丹毒，热毒血痢，风热感冒，温病发热等。

使用注意： 脾胃虚寒及气虚疮疡脓清者忌用。

热毒痢疾可增效，暑热烦用露剂疗。
热毒疮痈第一药，风热感冒配连翘；

临床应用口诀

疏散风热效突出，凉血止痢可常用。
甘寒之品散中清，清热解毒为要药；

功效口诀

二唇花冠五裂萼，气味清香味苦淡。
双花黄绿密柔毛，上粗下细弯棒状；

鉴别口诀

连翘

表面绿褐色
表面有不规则的纵皱纹及
多数凸起的小斑点
顶端锐尖
基部有小果梗或已脱落
2cm

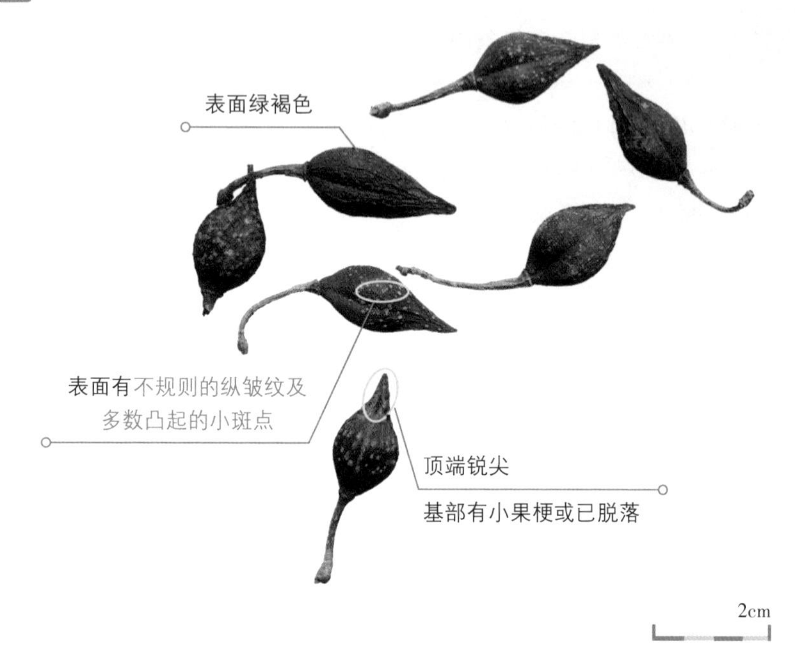

来源： 为木樨科植物连翘的干燥果实。根据果实成熟度不同有“青翘”和“老翘”之分。

性味归经： 苦，微寒。归肺、心、小肠经。

功能主治： 清热解毒，消肿散结，疏散风热。常用于痈肿疮毒，瘰疬痰核，风热外感，温病初起，热淋涩痛等。

使用注意： 脾胃虚寒及气虚脓清者不宜用。

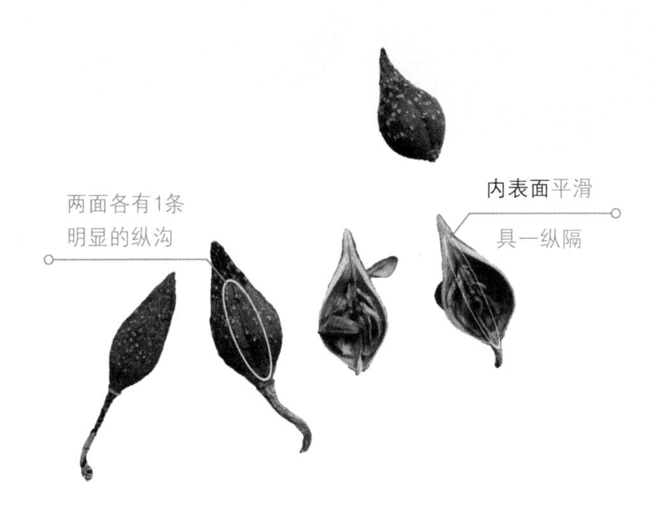

临床应用口诀

风热感冒与温病，清热解毒并清心。
痈疽瘰疬为要药，苦寒泄降止热淋；

功效口诀

消肿散结助药力，清心利尿利下焦。
解毒解表同银花，疮家圣药美名传；

鉴别口诀

两侧纵沟棕点突，皮内纵隔种带翅。
连翘蒴果长卵形，顶端鸟喙闭开合；

蒲公英

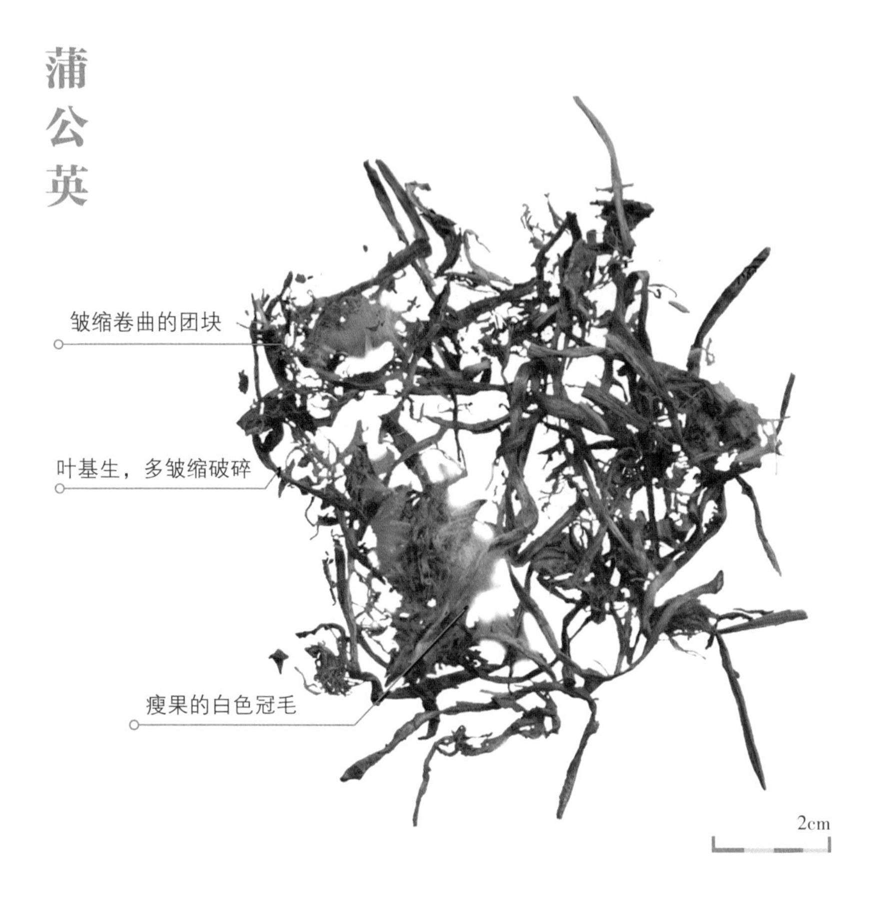

来源： 为菊科植物蒲公英、碱地蒲公英或同属多种植物的干燥全草。

性味归经： 苦、甘，寒。归肝、胃经。

功能主治： 清热解毒，消肿散结，利尿通淋。常用于疔疮肿毒，乳痈，瘰疬，目赤，咽痛，肺痈，肠痈，湿热黄疸，热淋涩痛等。

使用注意： 用量过大可致缓泻。

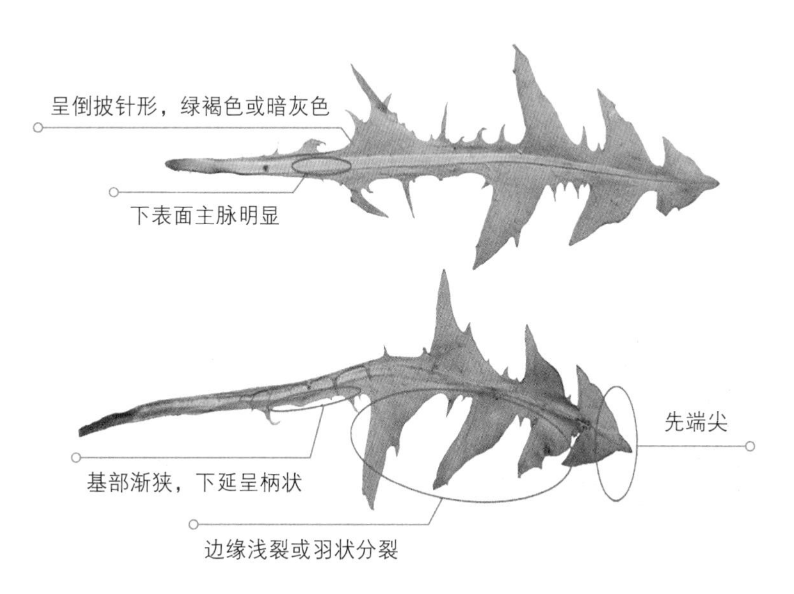

临床应用口诀

湿热黄疸兼热淋，用量过大可致泻。
善疗乳痈不败胃，其他痈肿亦可疗；

功效口诀

消肿散结为佳品，利湿通淋又一功。
甘寒之品入肝胃，清热解毒食药同；

鉴别口诀

圆锥根系叶羽裂，头状花序冠毛果。
菊科全草蒲公英，皱缩卷曲叶基生；

第四节　清热凉血药

生地黄

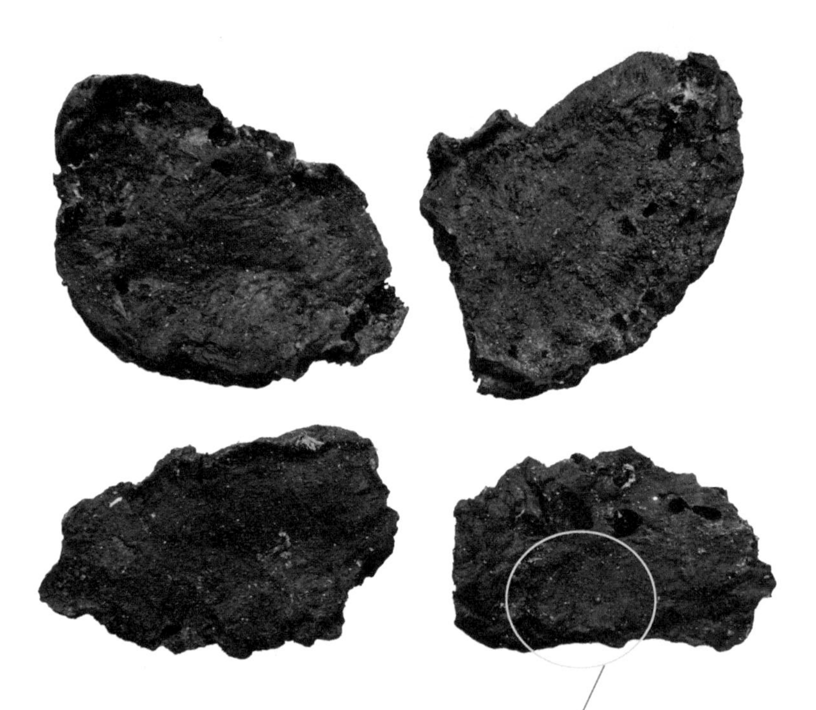

不规则的类圆形厚片，切面棕黑色或乌黑色有光泽，油润黏性，中间隐现菊花心状纹理

来源：为玄参科植物地黄的新鲜或干燥块根。

性味归经：甘、苦，寒。归心、肝、肾经。

功能主治：清热凉血，养阴生津。常用于热入营血，温毒发斑，吐血衄血，热病伤阴，舌绛烦渴，津伤便秘，阴虚发热，骨蒸劳热，内热消渴等。

使用注意：脾虚湿滞、腹满便溏者不宜使用。

鉴别口诀

生地纺锤分干鲜，表面棕褐又皱缩；
体重质韧难折断，断面乌黑味微甜。

功效口诀

甘寒凉血又养阴，止血养血为佳品；
养阴生津第一药，生熟异治代表药。

临床应用口诀

热入营血均可用，血热出血见药止；
热病伤阴效果佳，阴虚发热兼便秘。

玄参

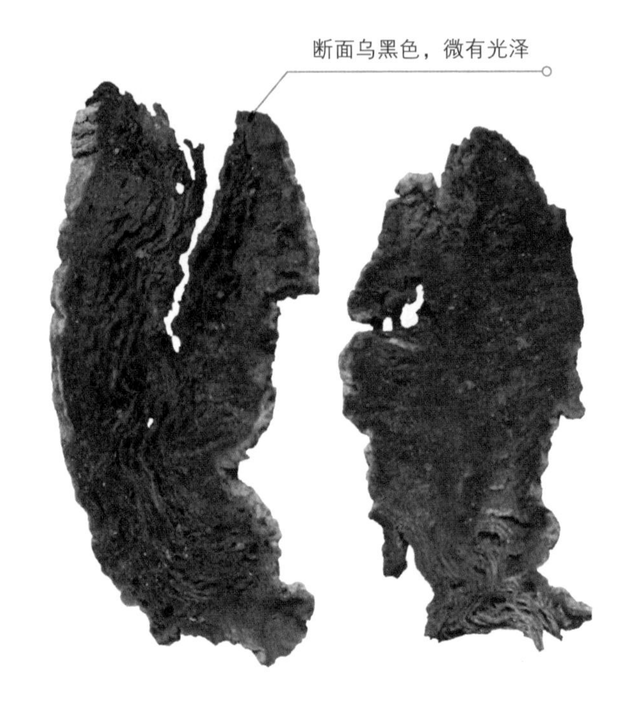

来源：为玄参科植物玄参的干燥根。

性味归经：甘、苦、咸，微寒。归肺、胃、肾经。

功能主治：清热凉血，滋阴降火，解毒散结。常用于热入营血，温毒发斑，热病伤阴，舌绛烦渴，津伤便秘，骨蒸劳嗽，目赤咽痛，白喉，瘰疬，痈肿疮毒等。

使用注意：不宜与藜芦同用。脾胃虚寒、食少便溏者不宜服用。

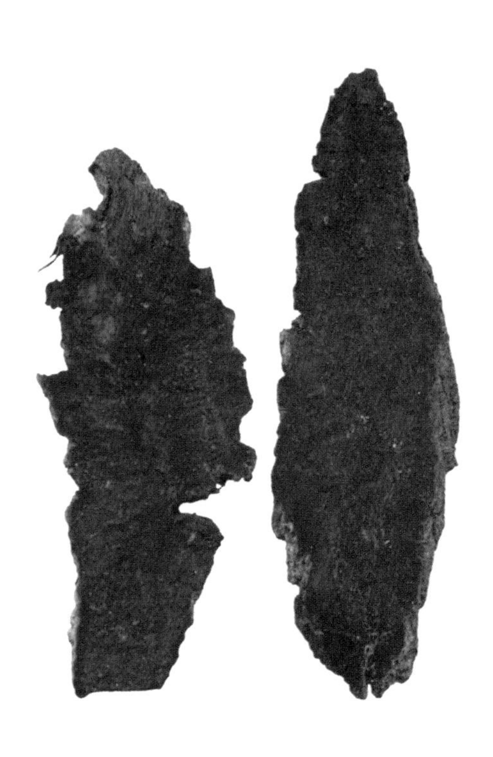

鉴别口诀

玄参弯曲似羊角，纵纹抽沟皮孔横；
质坚断面乌黑亮，味甘微苦焦糖气。

功效口诀

玄参性寒甘苦咸，解毒散结泻火兼；
清热凉血除烦渴，滋阴降火补肾可。

临床应用口诀

温病热入营和血，身热舌绛与发斑；
骨蒸劳嗽五心热，瘰疬痈疽与痰核。

牡丹皮

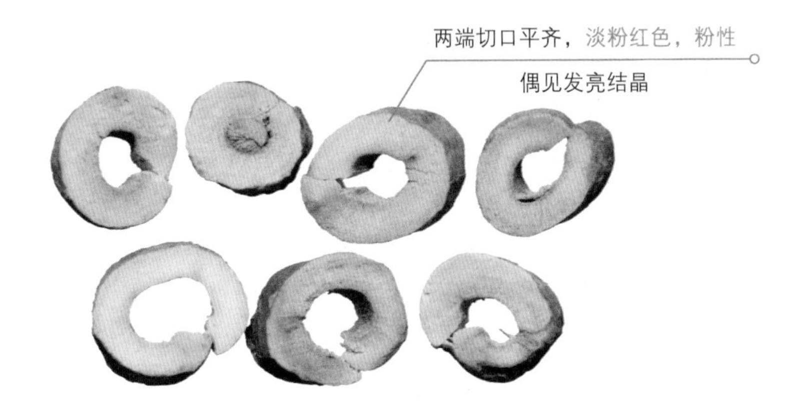

来源：为毛茛科植物牡丹的干燥根皮。

性味归经：苦、辛，微寒。归心、肝、肾经。

功能主治：清热凉血，活血化瘀。常用于热入营血，温毒发斑，吐血衄血，夜热早凉，无汗骨蒸，经闭痛经，跌扑伤痛，痈肿疮毒等。

使用注意：血虚有寒、月经过多者不宜使用。孕妇慎用。

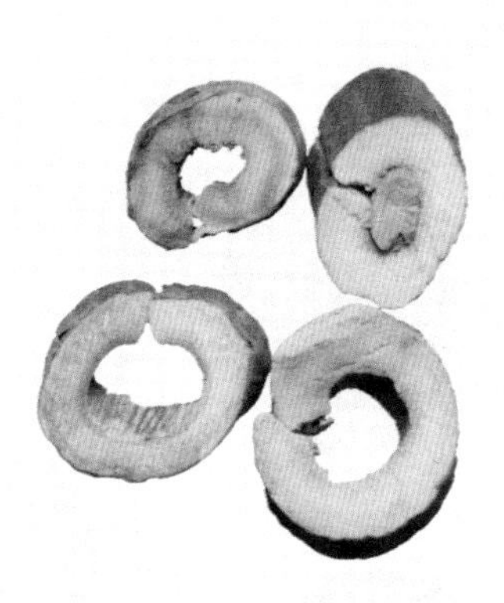

鉴别口诀

牡丹根皮圆筒形，外皮灰棕偶亮晶；
质硬而脆断面粉，味微苦涩气香浓。

功效口诀

丹皮性寒味苦辛，清热凉血入肝心；
活血化瘀之要药，骨蒸潮热亦能疗。

临床应用口诀

丹皮活血不留瘀，清热凉血止吐衄；
血滞经闭宜选用，脾胃虚寒当慎重。

赤芍

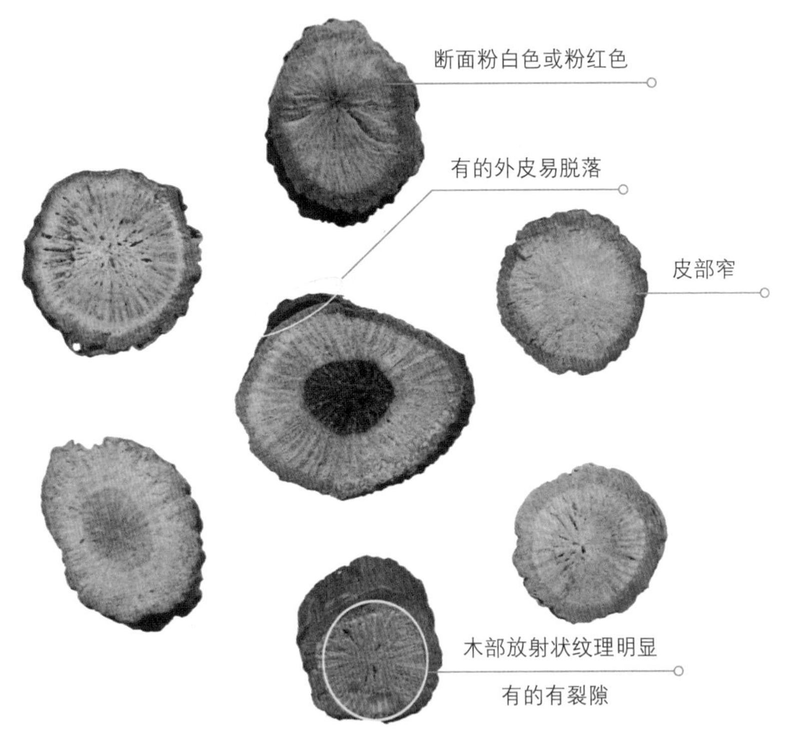

来源： 为毛茛科植物芍药或川赤芍的干燥根。

性味归经： 苦，微寒。归肝经。

功能主治： 清热凉血，散瘀止痛。常用于热入营血，温毒发斑，吐血衄血，目赤肿痛，肝郁胁痛，经闭痛经，癥瘕腹痛，跌扑损伤，痈肿疮疡等。

使用注意： 不宜与藜芦同用。血寒经闭者不宜用。

临床应用口诀

经闭癥瘕积聚痛，跌扑损伤疮毒肿。
用于血热吐衄血，温毒发斑目赤痛；

功效口诀

活血祛瘀又止痛，经闭癥瘕皆可攻。
赤芍味苦性微寒，清热凉血入肝经；

鉴别口诀

质坚而脆有粉性，断面粉白菊花心。
赤芍根呈圆柱形，糙皮粉碴纵横纹；

第五节　清虚热药

青蒿

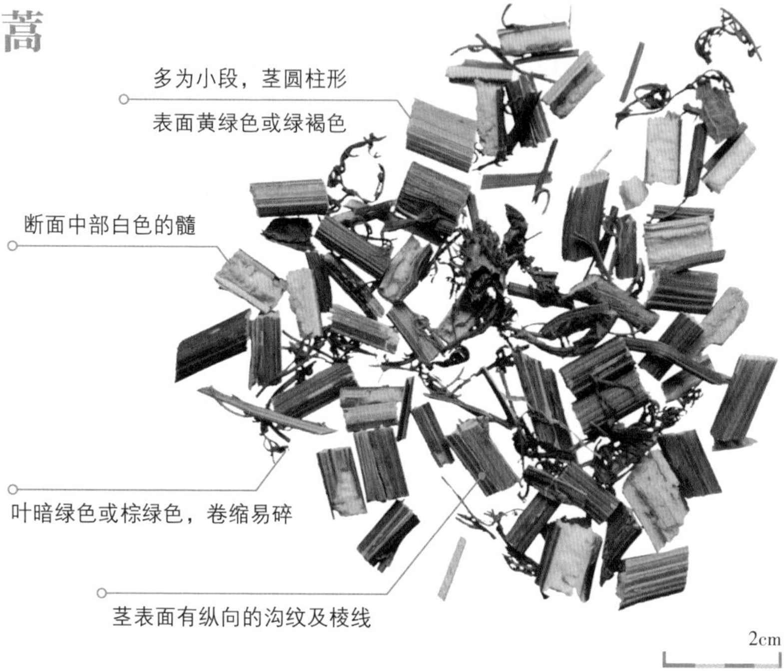

多为小段，茎圆柱形
表面黄绿色或绿褐色
断面中部白色的髓
叶暗绿色或棕绿色，卷缩易碎
茎表面有纵向的沟纹及棱线
2cm

来源：为菊科植物黄花蒿的干燥地上部分。

性味归经：苦、辛，寒。归肝、胆经。

功能主治：清虚热，除骨蒸，解暑热，截疟，退黄。常用于温邪伤阴，夜热早凉，阴虚发热，骨蒸劳热，暑邪发热，疟疾寒热，湿热黄疸等。

使用注意：脾胃虚弱、肠滑泄泻者忌服。

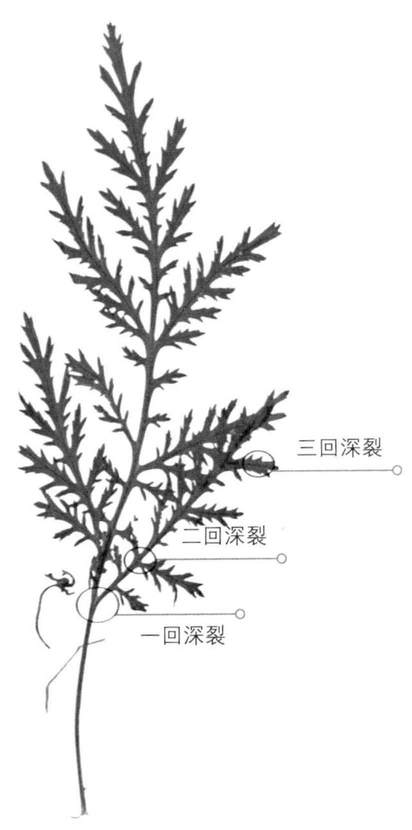

外感暑热与黄疸，疟疾寒热要后入。
温病后期领军药，阴虚发热为要药；

临床应用口诀

古今截疟第一药，利胆退黄常显效。
苦辛寒凉清虚热，外解暑热常用药；

功效口诀

质硬髓白松又软，香气浓烈品质佳。
青蒿黄茎具纵棱，羽叶二至三回裂；

鉴别口诀

第三章 泻下药

PART THREE

第一节　攻下药

大黄

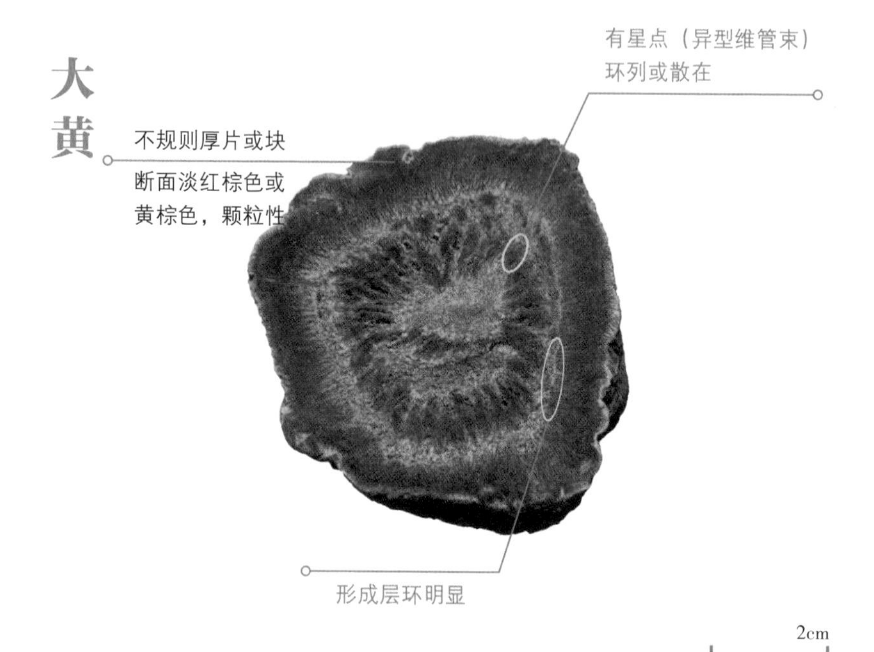

来源：为蓼科植物掌叶大黄、唐古特大黄或药用大黄的干燥根及根茎。

性味归经：苦，寒。归脾、胃、大肠、肝、心包经。

功能主治：泻下攻积，清热泻火，凉血解毒，逐瘀通经，利湿退黄。常用于实热积滞便秘，血热吐衄，目赤咽肿，痈肿疔疮，肠痈腹痛，瘀血经闭，产后瘀阻，跌打损伤，湿热痢疾，黄疸尿赤，淋证，水肿等；外治烧烫伤。

使用注意：因峻烈攻下易伤正气，如非实证，不宜妄用；因苦寒易伤胃气，脾胃虚弱者慎用；因性沉降且善活血祛瘀，故妇女怀孕、月经期、哺乳期应忌用。

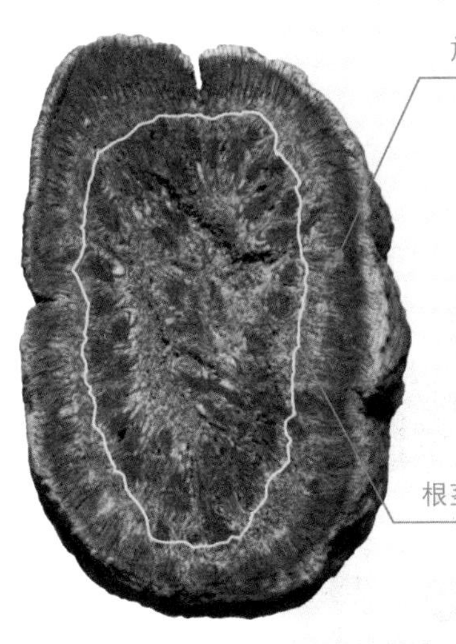

各类瘀血无处存，烧伤烫伤调敷用，泻下煎煮当后入。

临床应用口诀

实热便秘第一药，其他不通亦选用，血热痈肿湿热清；

凉血解毒止吐衄，逐瘀通经兼退黄，承气汤中为主角。

泻下攻积将军药，清热泻火有良效，苦寒善清脏腑火；

功效口诀

表有锦纹断星环，味苦微涩又黏牙。

圆柱圆锥或鼓槌，个大色黄为大黄；

鉴别口诀

第二节 润下药

火麻仁

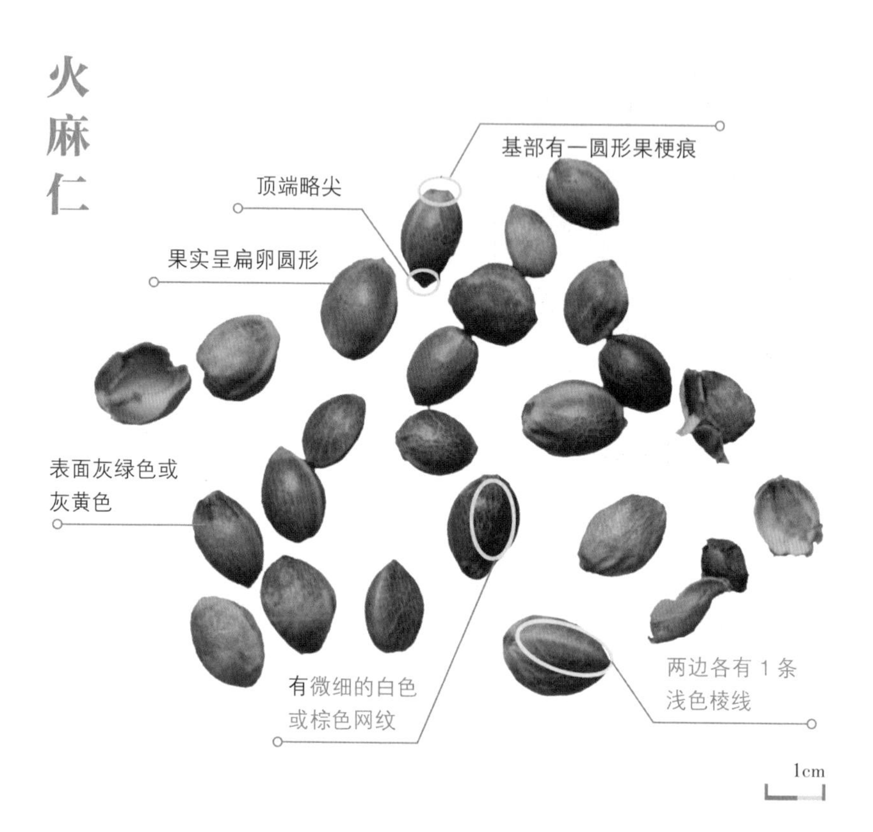

来源： 为桑科植物大麻的干燥成熟种子。

性味归经： 甘，平。归脾、胃、大肠经。

功能主治： 润肠通便。常用于血虚津亏、肠燥便秘等。

使用注意： 打碎入煎。肠滑者尤忌。

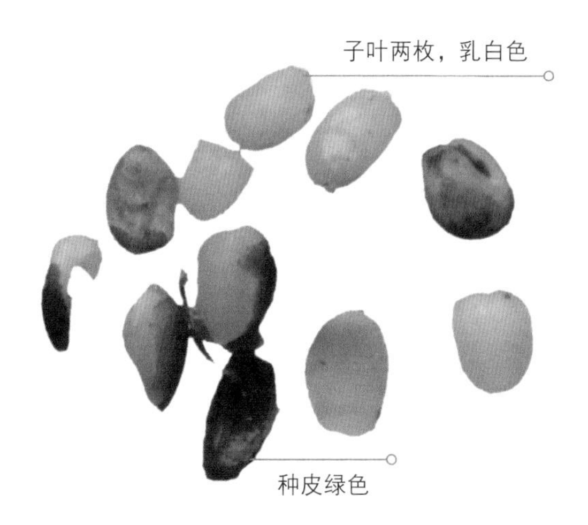

临床应用口诀

肠燥便秘津血亏，产妇老幼皆可用。

功效口诀

性味甘平缓和药，润肠通便兼补虚。

鉴别口诀

火麻仁小扁卵圆，两侧棱纹及网纹；
皮滑灰绿薄又脆，内藏油仁有绿皮。

第三节　峻下逐水药

巴豆霜

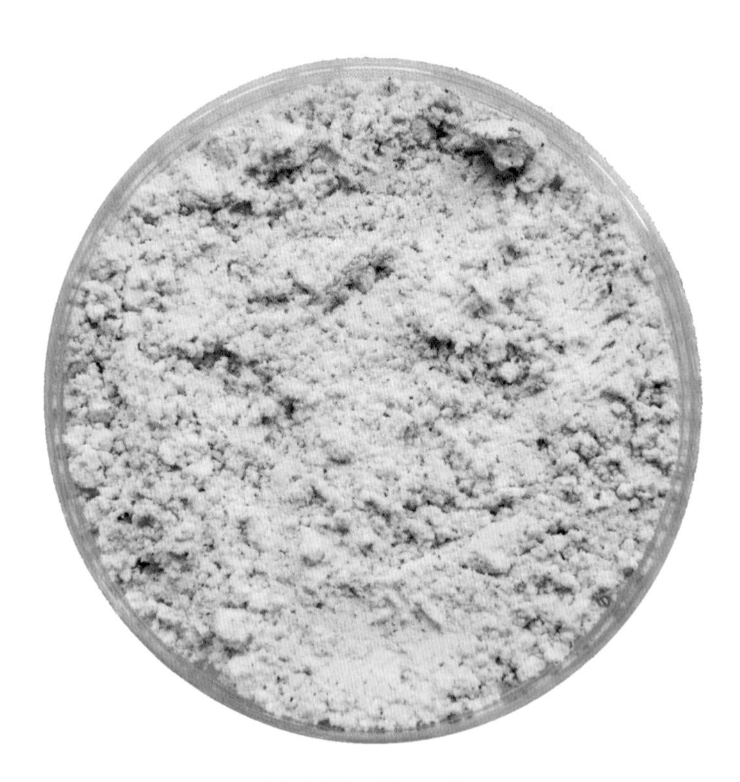

疏松的淡黄色粉末，显油性

2cm

来源：为大戟科植物巴豆的干燥成熟果实的炮制加工品。

性味归经：辛，热；有大毒。归胃、大肠经。

功能主治：峻下冷积，逐水退肿，豁痰利咽。常用于寒积便秘，乳食停滞，腹水臌胀，二便不通，喉风，喉痹等；外用蚀疮，常用于痈肿脓成不溃，疥癣恶疮，疣痣等。

使用注意：孕妇禁用；不宜与牵牛子同用。

临床应用口诀

喉风喉痹古救命，痈肿脓成外敷效，小量孕慎入丸散。
寒积便秘对药性，小儿食积小量用，腹水鼓胀用之通；

功效口诀

逐水退肿药力强，豁痰利咽只急救，外用蚀疮有选择。
辛热大毒归胃肠，热下代表第一药，峻下冷积常用品；

鉴别口诀

粒度均匀油润显，气味辛辣有大毒。
巴豆去油制成霜，疏松粉末色淡黄；

第四章 祛风湿药

PART FOUR

第一节　祛风湿散寒药

独活

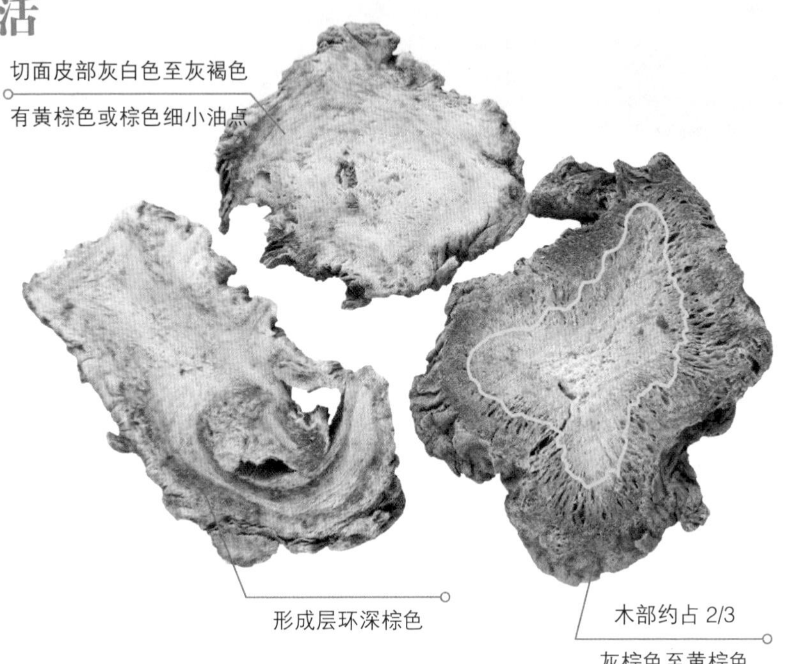

来源： 为伞形科植物重齿毛当归的干燥根。

性味归经： 辛、苦，微温。归肾、膀胱经。

功能主治： 祛风除湿，通痹止痛。常用于风寒湿痹，风寒挟湿表证，少阴伏风头痛等。

使用注意： 阴虚及血燥者慎用。

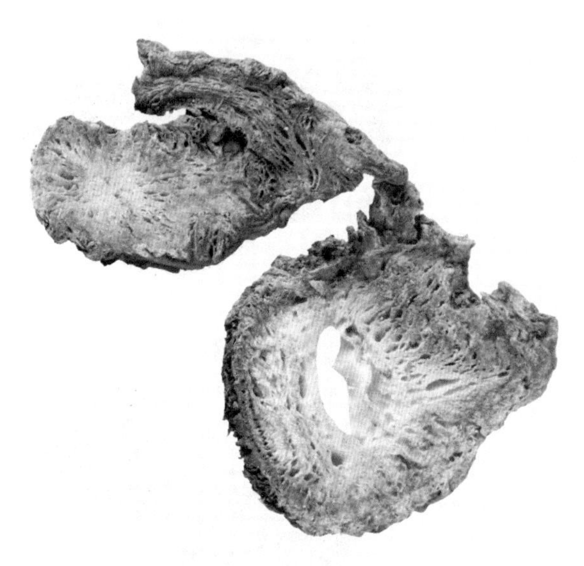

鉴别口诀

独活圆柱根头膨，断面皮白心黄棕；
棕色油点皮部散，性味苦辛特异香。

与羌活的比较

独活羌活两兄弟，解表散寒羌活著；
祛风除湿独活强，分属身体上下部。

功效口诀

辛苦微温入少阴，祛风除湿用二活；
通痹止痛疗风寒，散寒解表同羌活。

临床应用口诀

风寒湿痹腰膝痛，无论新久均可用；
风寒挟湿致头痛，少阴伏风也能攻。

川乌

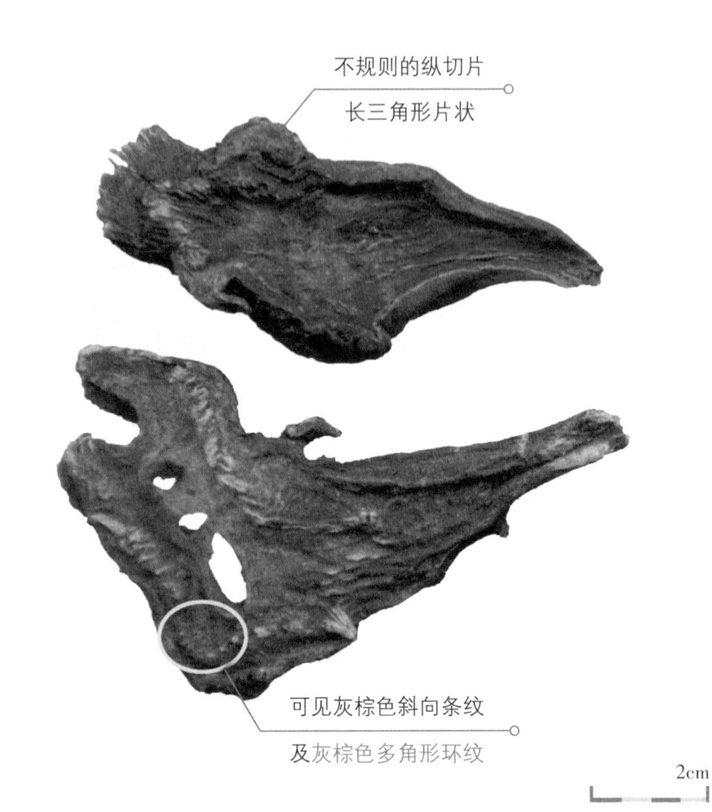

来源： 为毛茛科植物乌头的干燥母根。

性味归经： 辛、苦，热；有大毒。归心、肝、肾、脾经。

功能主治： 祛风除湿，温经止痛。常用于风寒湿痹，关节疼痛，心腹冷痛，寒疝作痛，跌打损伤，麻醉止痛等。

使用注意： 孕妇忌用；不宜与贝母类、半夏、白及、白蔹、天花粉、瓜蒌类同用；内服一般炮制用，生品内服宜慎；酒浸、酒煎服易致中毒，应慎用。

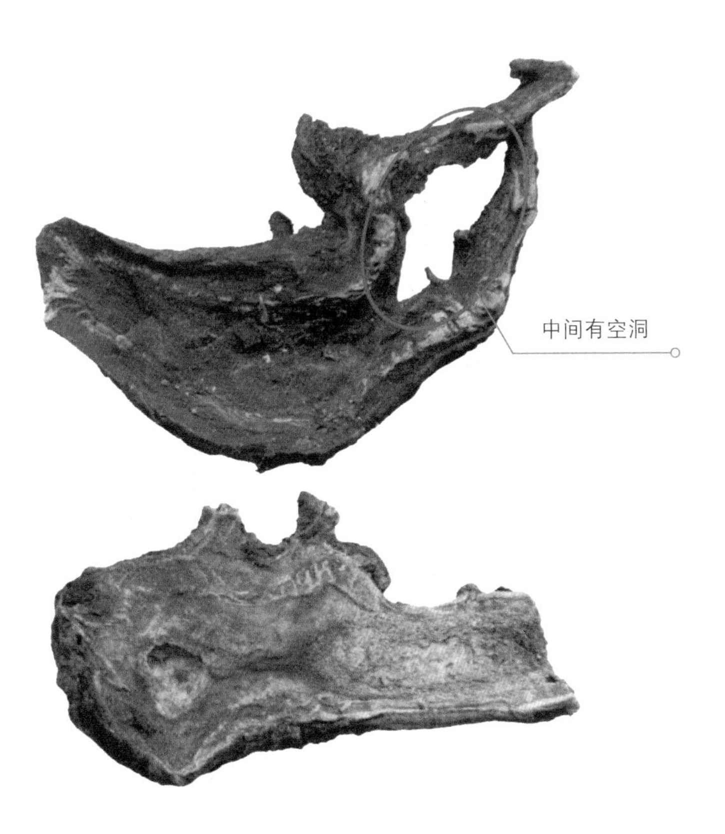

临床应用口诀

心腹冷痛寒疝作，有毒之药宜久煎。
风寒湿痹关节痛，各类伤痛一药定；

功效口诀

温经之药能散寒，止痛之效不小觑。
乌头之母善祛风，沉寒痼冷疗痛痹；

鉴别口诀

断面环纹多角形，气味辛麻有大毒。
川乌外似乌鸦头，四围突起有钉角；

木瓜

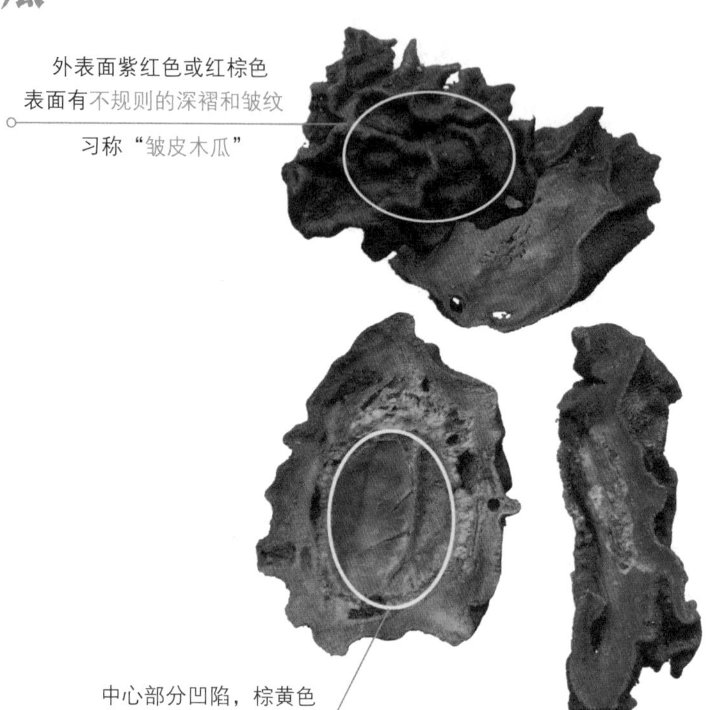

来源：为蔷薇科植物贴梗海棠的干燥近成熟果实。

性味归经：酸，温。归肝、脾经。

功能主治：舒筋活络，和胃化湿。常用于湿痹拘挛，腰膝关节酸肿疼痛，暑湿吐泻，转筋挛痛，脚气水肿等。

使用注意：内有郁热，小便短赤者忌服。

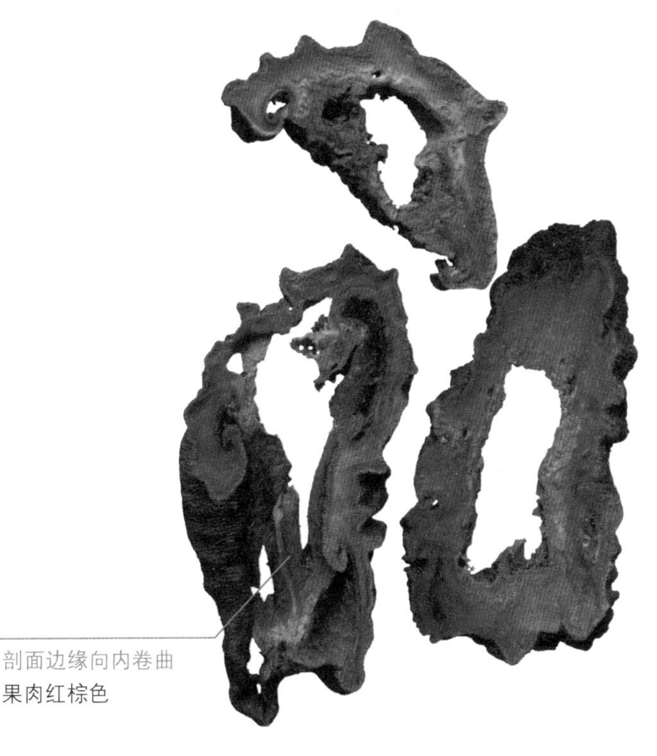

临床应用口诀

暑湿吐泻服可止，消化不良兼口渴。
湿痹拘挛关节重，脚气浮肿常用药；

功效口诀

和胃化湿运中焦，消食生津又一招。
木瓜酸温入肝脾，功在舒筋又活络；

鉴别口诀

剖面边缘常内卷，果肉黄棕中心凹。
皱皮木瓜长圆形，外皮红紫深皱纹；

蕲蛇

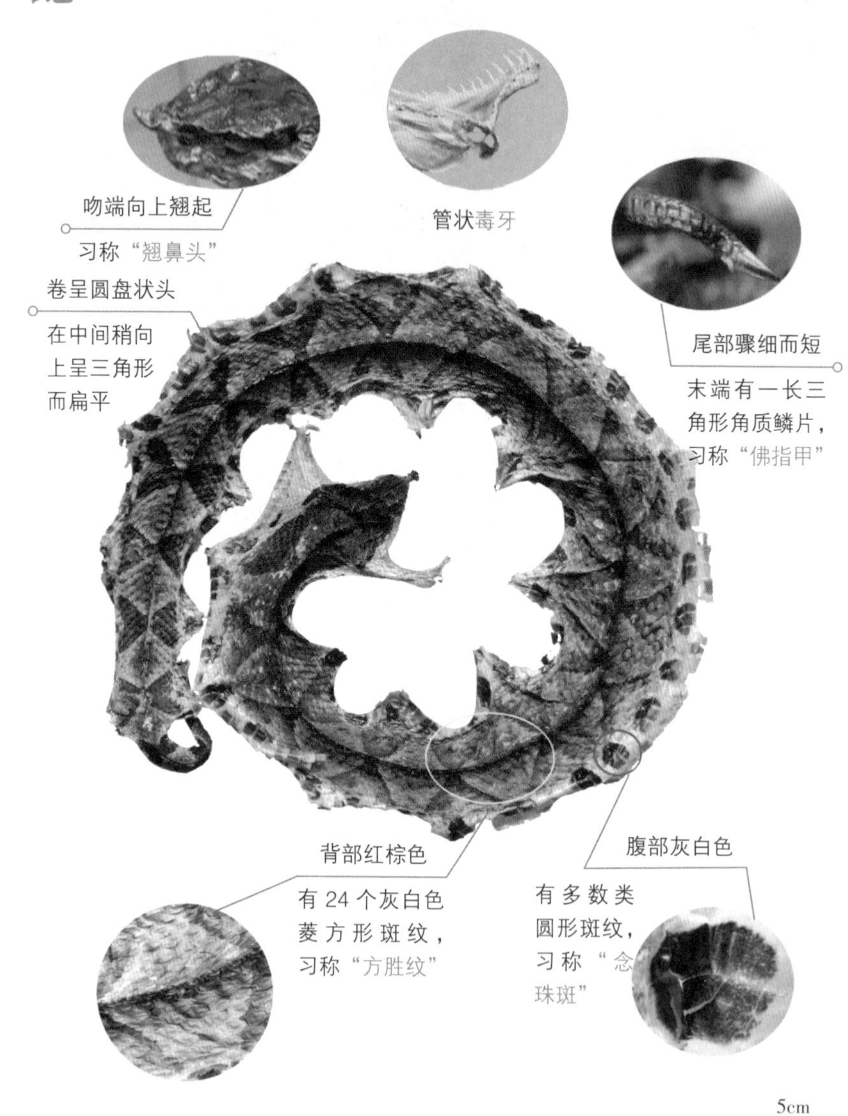
吻端向上翘起
习称“翘鼻头”
管状毒牙
尾部骤细而短
末端有一长三角形角质鳞片，习称“佛指甲”
卷呈圆盘状头
在中间稍向上呈三角形而扁平
背部红棕色
有24个灰白色菱方形斑纹，习称“方胜纹”
腹部灰白色
有多数类圆形斑纹，习称“念珠斑”
5cm

来源： 为蝰科动物五步蛇的干燥体。

性味归经： 甘、咸，温；有毒。归肝经。

功能主治： 祛风通络止痉。常用于风湿顽痹，麻木拘挛，中风口眼㖞斜、半身不遂，抽搐痉挛，破伤风，麻风，疥癣等。

使用注意： 阴虚内热者忌服。

鉴别口诀

蕲蛇商品圆盘形，龙头虎口翘鼻头；
方胜念珠佛指甲，气腥味咸有大毒。

功效口诀

祛风之效当首推，性善走窜通经络；
甘能缓急善止痉，以毒攻毒治顽症。

临床应用口诀

蕲蛇原为贵重药，截风通络治顽痹；
善搜风邪治中风，惊风麻风一起抓。

第二节　祛风湿热药

秦艽

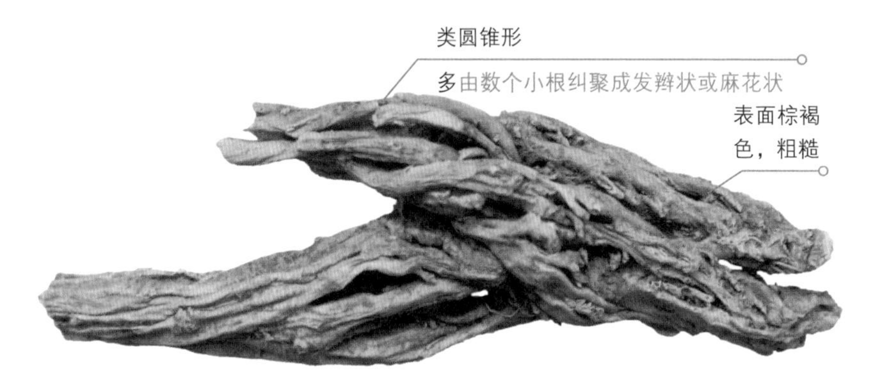

来源：为龙胆科植物秦艽、麻花秦艽、粗茎秦艽或小秦艽的干燥根。前三种按性状不同分别习称“秦艽”和“麻花艽”，后一种习称“小秦艽”。

性味归经：辛、苦，平。归胃、肝、胆经。

功能主治：祛风湿，清湿热，止痹痛，退虚热。常用于风湿痹痛，中风半身不遂，筋脉拘挛，骨节酸痛，湿热黄疸，骨蒸潮热，小儿疳积发热等。

使用注意：久痛虚羸、溲多、便滑者忌服。

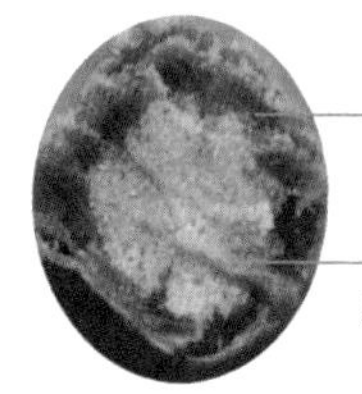

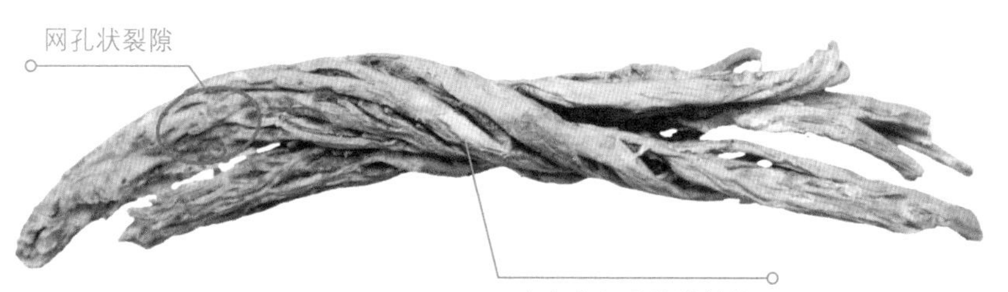

鉴别口诀

秦艽粗小和麻花，扭曲圆锥黄褐身；
麻花疏松网裂隙，质坚味苦气特异。

功效口诀

辛苦平药祛风湿，清利湿热取来用；
舒筋通络止痹痛，退去虚热为要药。

临床应用口诀

风药润剂推秦艽，寒热新久风湿病；
中风黄疸单或配，骨蒸潮热能清退。

防己

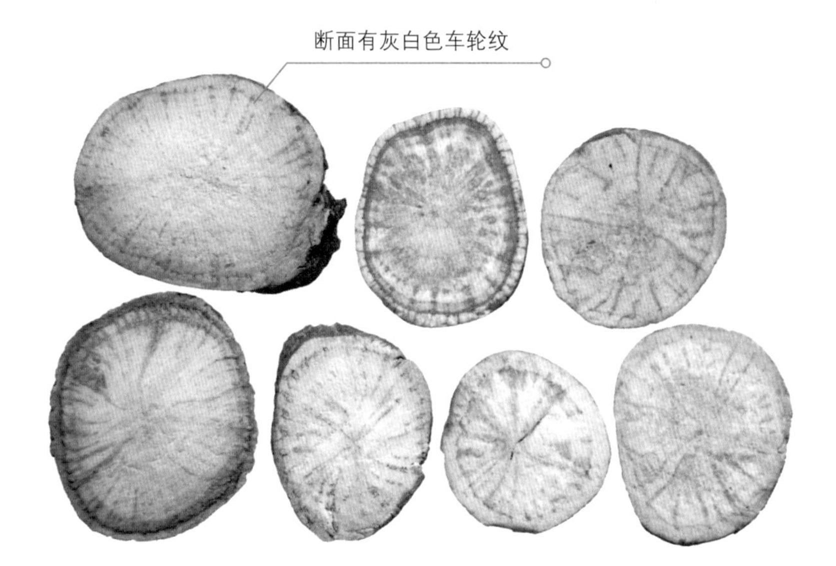

来源： 为防己科植物粉防己的干燥块根。

性味归经： 苦，寒。归膀胱、肺经。

功能主治： 祛风止痛，利水消肿。常用于风湿痹痛，水肿脚气，小便不利，湿疹疮毒等。

使用注意： 因大苦大寒易伤胃气，胃纳不佳及阴虚体弱者慎服。

临床应用口诀

水肿脚气来消除，兼治湿疹高血压。
风湿热痹为要药，红肿热痛最在行；

功效口诀

祛风止痛疗痹症，燥湿降压亦可用。
典型苦寒祛湿药，利水消肿调水道；

鉴别口诀

排列稀疏维管束，纹理放射似车轮。
防己弯曲似大肠，质重断面粉又白；

第三节 祛风湿强筋骨药

桑寄生

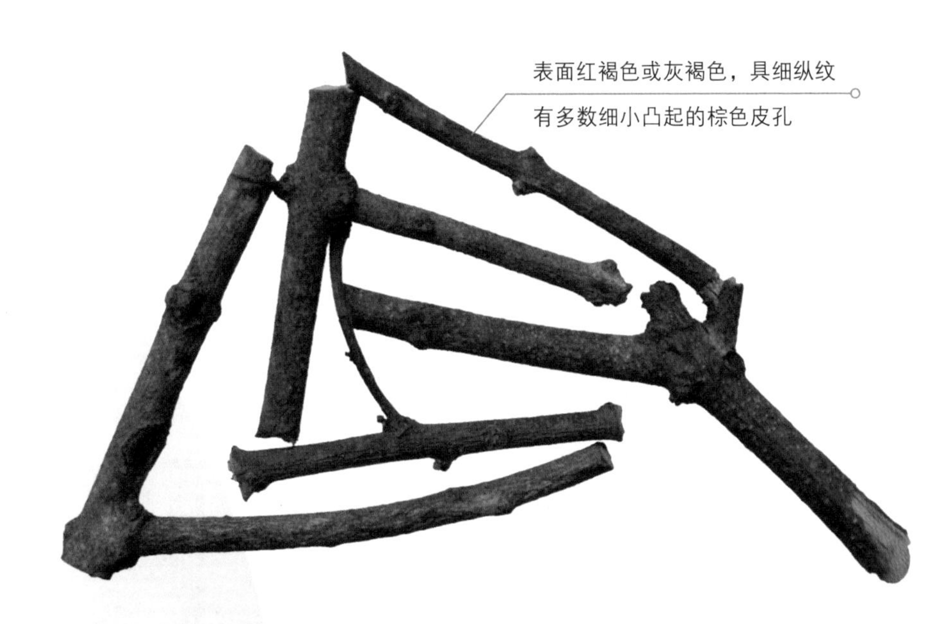

来源： 为桑寄生科植物桑寄生的干燥带叶茎枝。

性味归经： 苦、甘，平。归肝、肾经。

功能主治： 祛风湿，补肝肾，强筋骨，安胎元。常用于风湿痹痛，腰膝酸软，筋骨无力，崩漏经多，妊娠漏血，胎动不安，头晕目眩等。

使用注意： 煎服 10～15g。

鉴别口诀

细长茎木桑寄生，灰褐表皮白斑纹；
质地坚韧不易断，皮薄木宽髓小型。

功效口诀

甘平之品祛风湿，补肝益肾强筋骨；
风湿痹痛起佳效，另能兼得安胎元。

临床应用口诀

风湿痹痛损肝肾，筋骨无力用此药；
崩漏妊娠胎不安，头晕目眩配伍药。

第五章 化湿药

PART FIVE

苍术

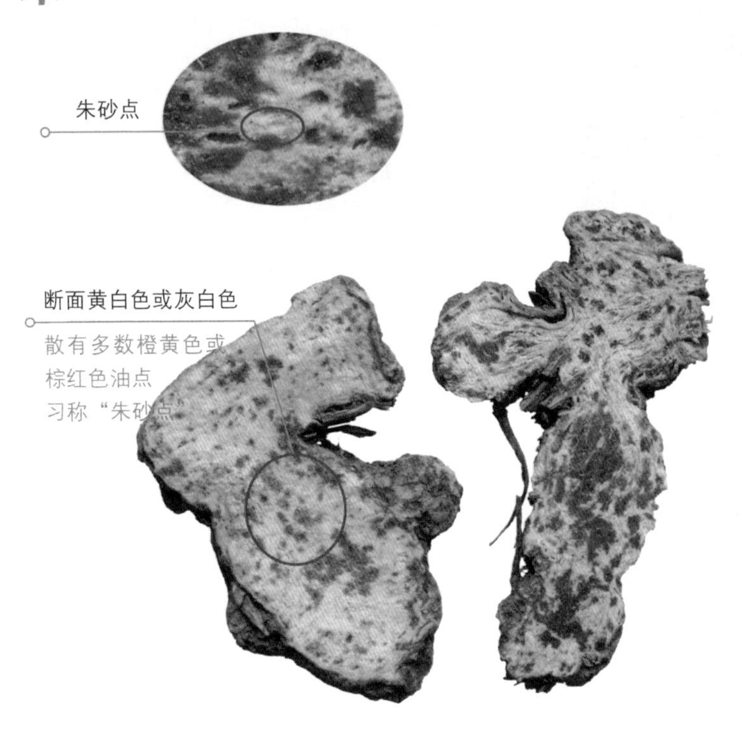

来源：为菊科植物茅苍术或北苍术的干燥根茎。

性味归经：辛、苦，温。归脾、胃、肝经。

功能主治：燥湿健脾，祛风散寒，明目。常用于湿阻中焦，风湿痹证，风寒挟湿表证，夜盲，眼目昏涩等。

使用注意：阴虚内热、气虚多汗者忌用。

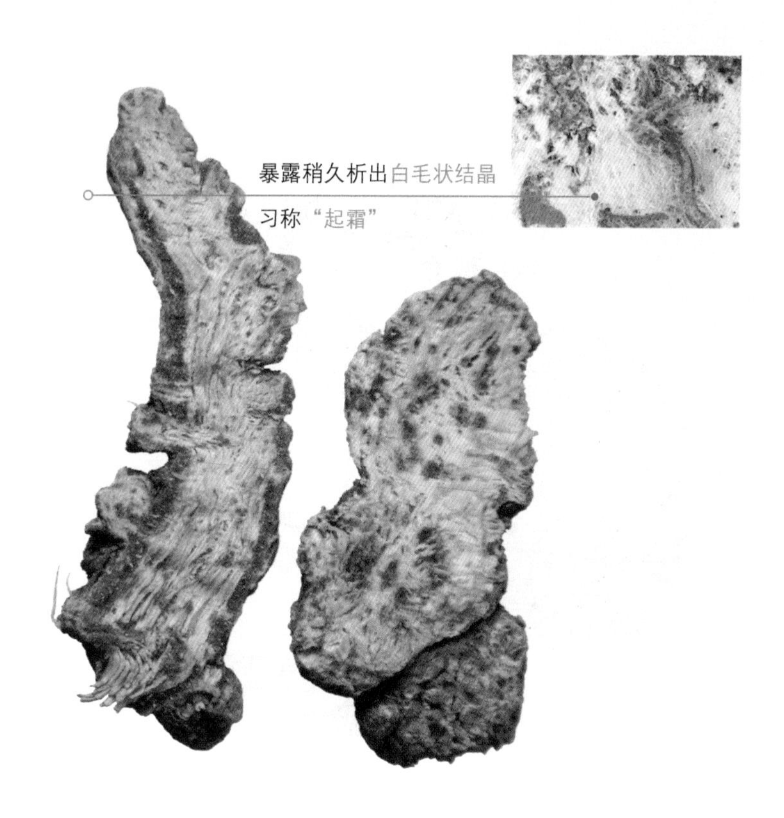

临床应用口诀

风寒感冒夹湿宜，专治夜盲目昏涩。
脾虚湿阻最适合，风寒湿痛着痹先；

功效口诀

解表散寒又一效，明目之功不可缺。
辛苦燥湿健脾运，祛风除湿效果佳；

鉴别口诀

断面起霜朱砂点，气香特异甘苦辛。
苍术结节或连珠，表面灰棕须根留；

厚朴

断面外层颗粒性，灰棕色
内层紫褐色或棕色，有油性
双卷筒状
2cm

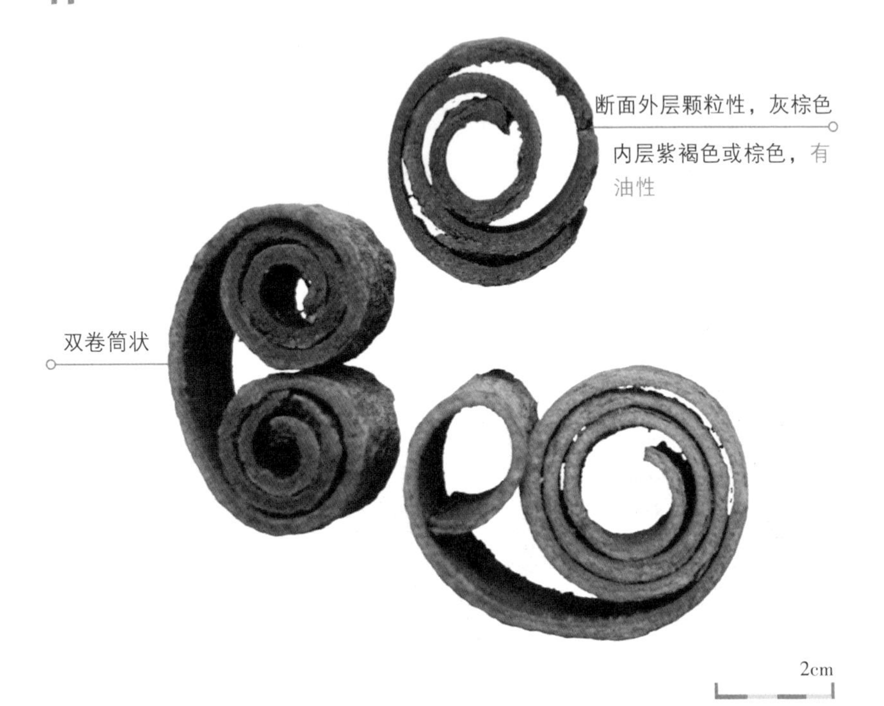

来源： 为木兰科植物厚朴或凹叶厚朴的干燥干皮、枝皮和根皮。

性味归经： 苦、辛，温。归脾、胃、肺、大肠经。

功能主治： 燥湿消痰，下气除满。常用于湿滞伤中，脘痞吐泻，食积气滞，腹胀便秘，痰饮喘咳等。

使用注意： 本品辛苦温燥湿，易耗气伤津，故气虚津亏者及孕妇当慎用。

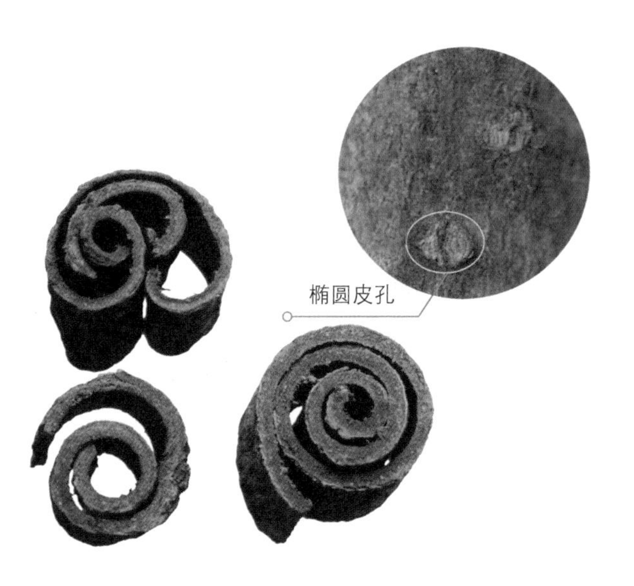

痰饮喘咳效力强，孕妇慎用不能忘。

临床应用口诀

湿滞伤中吐泻现，食积气滞兼腹胀；
消痰平喘一把手，下气宽中脘痞治。

功效口诀

苦温之品善燥湿，行气除满去积滞；
断面颗粒又油润，气香微苦味辛辣。

鉴别口诀

厚朴干皮卷筒形，外色棕褐内紫棕；

广藿香

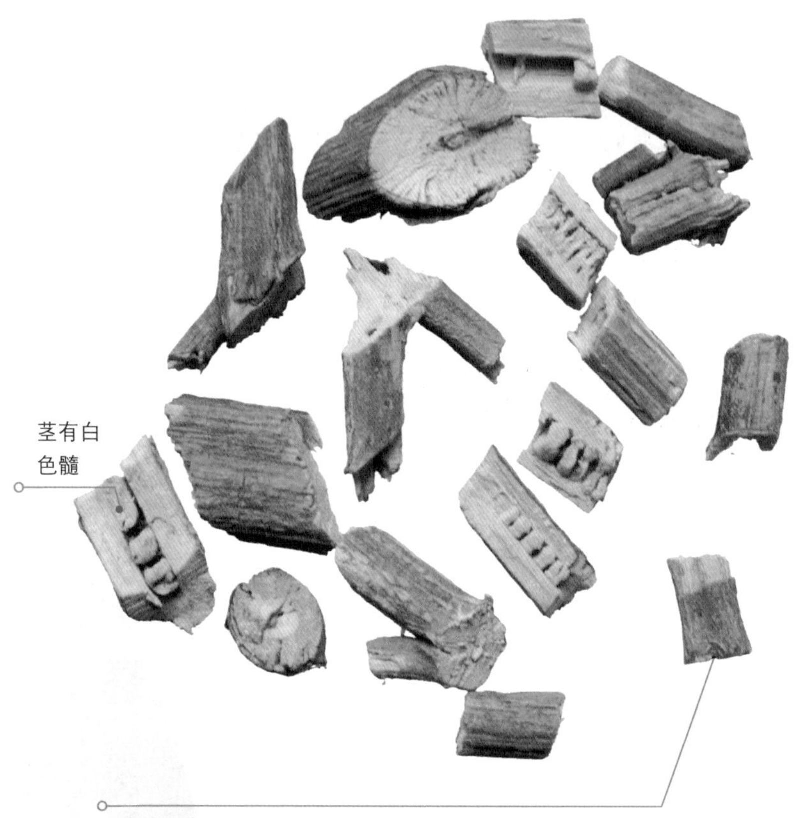

来源：为唇形科植物广藿香的干燥地上部分。

性味归经：辛，微温。归脾、胃、肺经。

功能主治：芳香化浊，和中止呕，发表解暑。常用于湿浊中阻，脘痞呕吐，暑湿表证，湿温初起，发热倦怠，胸闷不舒，寒湿闭暑，腹痛吐泻，鼻渊头痛等。

使用注意：阴虚血燥者不宜用。

临床应用口诀

外感风寒内有湿，阴暑湿证最合适。
湿浊中阻胸脘闷，呕吐不舒湿来困；

功效口诀

发表解暑又一功，无论寒热配伍疗。
辛温化浊芳香药，和中止呕更有效；

鉴别口诀

质脆易断白髓软，气香特异味微苦。
藿香嫩茎四棱形，老茎圆柱卵叶生；

第六章 利水渗湿药

PART SIX

第一节　利水消肿药

茯苓

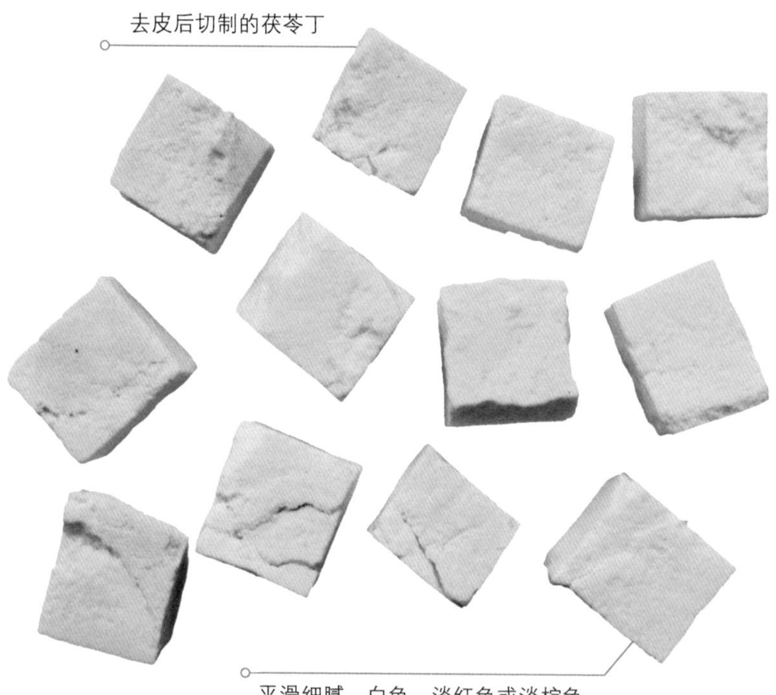

来源：为多孔菌科真菌茯苓的干燥菌核。

性味归经：甘、淡，平。归心、肺、脾、肾经。

功能主治：利水渗湿，健脾宁心。常用于水肿尿少，痰饮眩悸，脾虚食少，便溏泄泻，心神不安，惊悸失眠等。

使用注意：虚寒精滑者忌服。

临床应用口诀

脾虚食少兼便溏，心神不安伴失眠。
寒热虚实疗水肿，痰饮头眩兼心悸；

功效口诀

利水渗湿力稍弱，健脾之功能并行。
甘淡平和之佳品，宁心安神可兼顾；

鉴别口诀

商品赤白与茯神，体重质坚味淡微。
茯苓类球或片块，棕褐外皮有皱纹，

薏苡仁

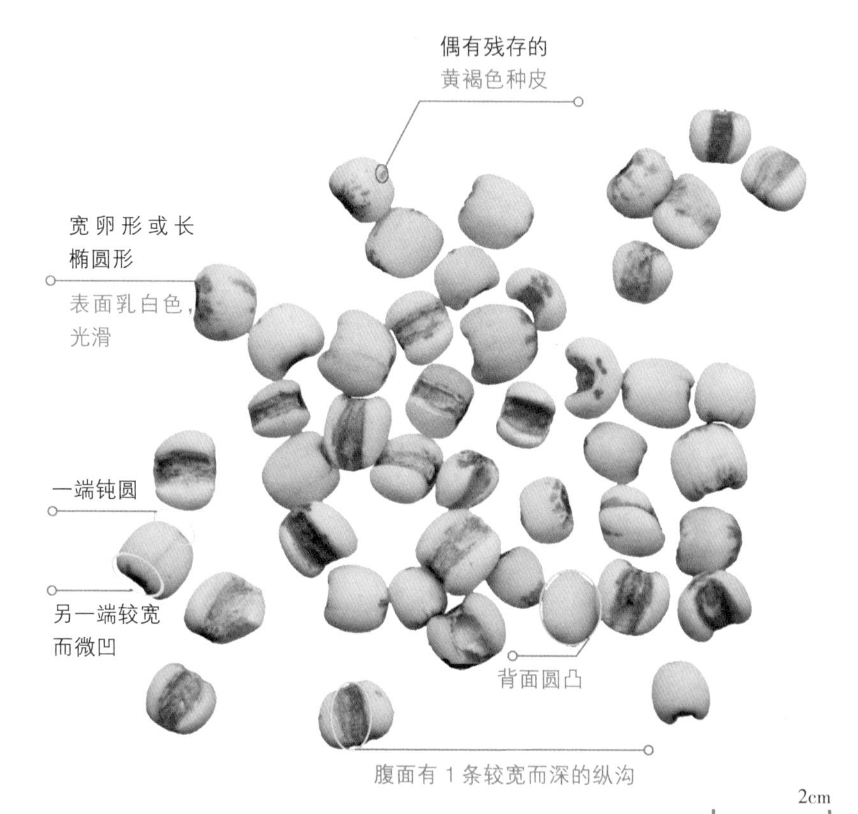
偶有残存的
黄褐色种皮
宽卵形或长
椭圆形
表面乳白色，
光滑
一端钝圆
另一端较宽
而微凹
背面圆凸
腹面有 1 条较宽而深的纵沟
2cm

来源： 为禾本科植物薏苡的干燥成熟种仁。

性味归经： 甘、淡，凉。归脾、胃、肺经。

功能主治： 利水渗湿，健脾止泻，除痹排脓，解毒散结。常用于水肿，脚气，小便不利，脾虚泄泻，湿痹拘挛，肺痈，肠痈，赘疣，癌肿等。

使用注意： 津液不足者、孕妇慎用。

临床应用口诀

湿痹拘挛常用药，肺痈肠痈兼赘疣。
水肿脚气皆可服，脾虚泄泻湿盛宜；

功效口诀

除痹排脓配合服，解毒散结药食用。
甘淡药能利水湿，健脾止泻又一效；

鉴别口诀

腹生纵沟背圆钝，色白质坚呈粉性。
薏苡种仁宽卵形，基宽微凹顶钝圆；

泽泻

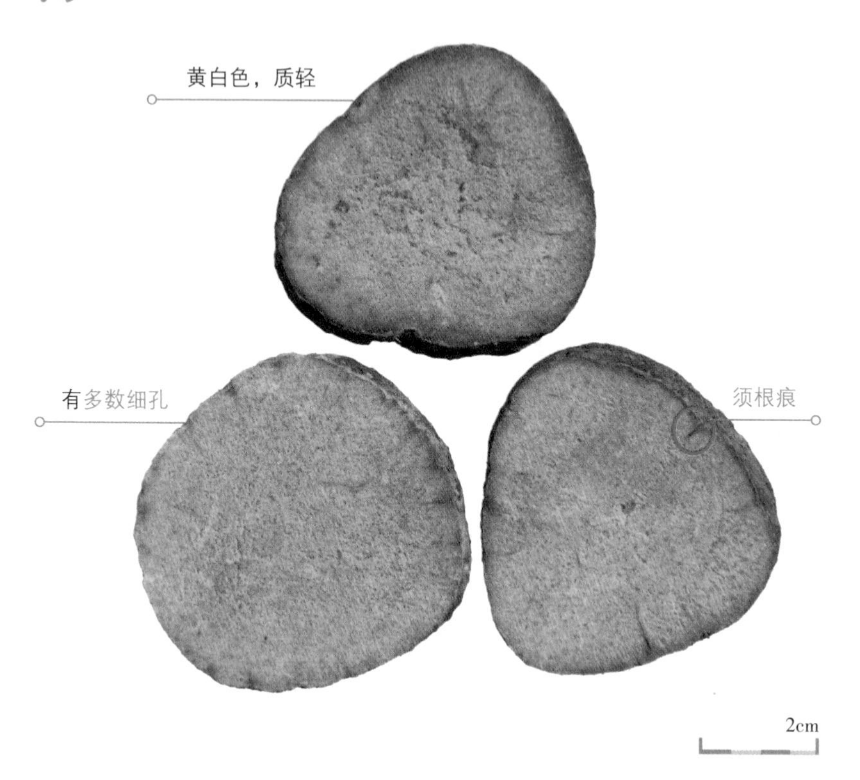

来源：为泽泻科植物泽泻的干燥块茎。

性味归经：甘、淡，寒。归肾、膀胱经。

功能主治：利水渗湿，泄热，化浊降脂。常用于小便不利，水肿胀满，泄泻尿少，痰饮眩晕，热淋涩痛，带下，遗精等。

使用注意：因性寒通利，肾虚精滑无湿热者忌用。

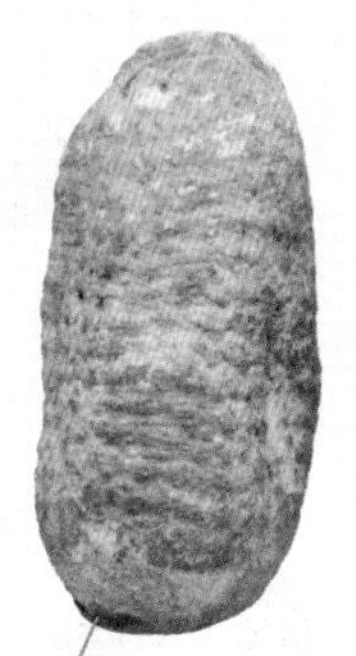

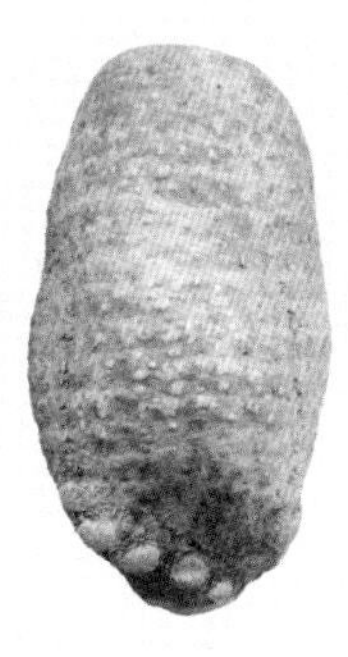

卵圆类球形

鉴别口诀

泽泻卵圆类球形，表面黄棕浅沟纹；
质坚体轻特点明，断面粉性多细孔。

功效口诀

利水渗湿效力强，化浊降脂又一功；
清泻下焦湿与热，虚热也可一并除。

临床应用口诀

水肿痰饮兼泄泻，高脂血症可常用；
热淋涩痛尤为宜，阴虚火旺疗遗精。

第二节　利尿通淋药

车前子

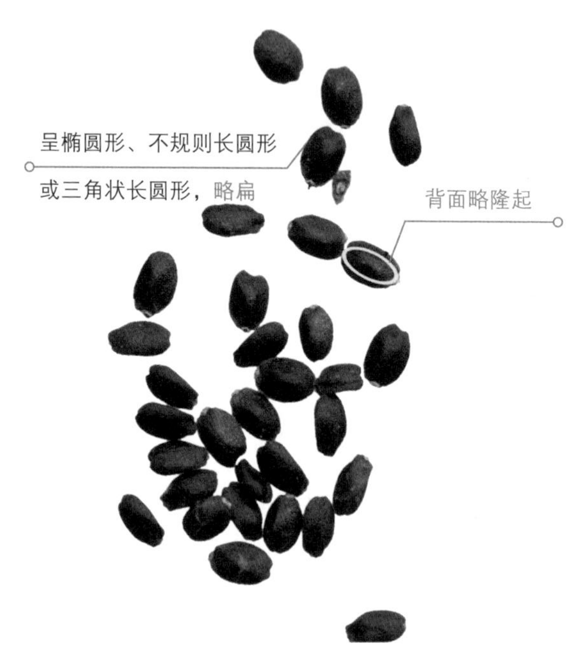

来源：为车前科植物车前或平车前的干燥成熟种子。

性味归经：甘，寒。归肝、肾、肺、小肠经。

功能主治：清热利尿通淋，渗湿止泻，明目祛痰。常用于热淋涩痛，水肿胀满，暑湿泄泻，目赤肿痛，目暗昏花，翳障，痰热咳嗽等。

使用注意：宜包煎。肾虚精滑者及孕妇慎用。

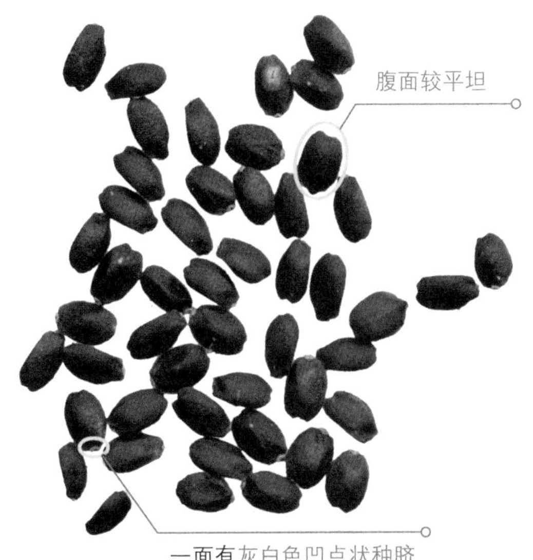

目赤肿痛兼虚证，痰热咳嗽效果佳。

临床应用口诀

热淋涩痛与水肿，暑湿泄泻均可用；

清肝明目虚实用，清肺祛痰效立显。

功效口诀

清热利尿善通淋，渗湿止泻调二便；

背面隆起腹面平，一端还有凸种脐。

车前种子扁椭圆，表面黑褐密网纹；

鉴别口诀

第三节 利湿退黄药

茵陈

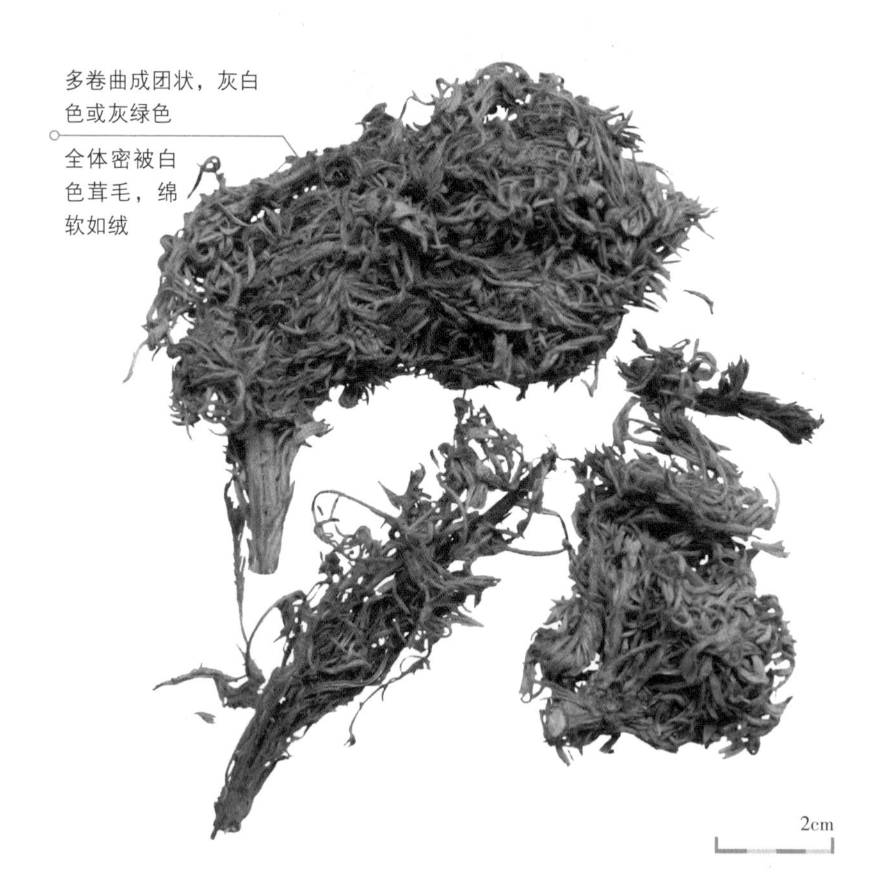

来源： 为菊科植物滨蒿或茵陈蒿的干燥地上部分。

性味归经： 苦、辛，微寒。归脾、胃、肝、胆经。

功能主治： 清利湿热，利胆退黄。常用于黄疸尿少，湿温暑湿，湿疮瘙痒等。

使用注意： 蓄血发黄、血虚萎黄者慎用。

临床应用口诀

湿温暑湿从下走，湿疮瘙痒内外用。
黄疸尿少第一药，阳黄阴黄皆可治；

功效口诀

利胆退黄功效著，清热利湿亦有效。
《本经》记载黄疸药，苦辛微寒利肝胆；

鉴别口诀

叶片二至三回裂，清香气又味苦微。
茵陈卷曲软绒团，灰绿全体密白茸；

金钱草

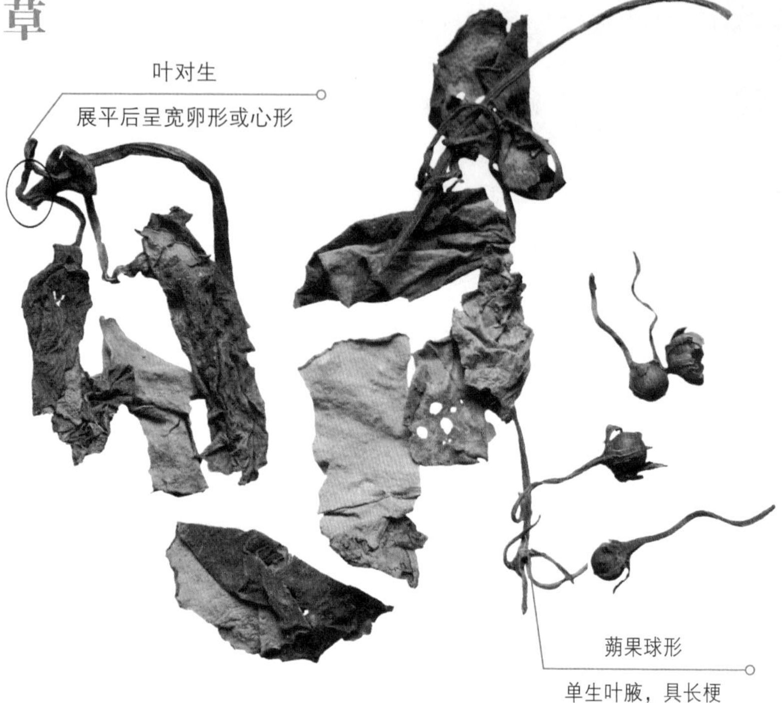

来源： 为报春花科植物过路黄的干燥全草。

性味归经： 甘、咸，微寒。归肝、胆、肾、膀胱经。

功能主治： 利湿退黄，利尿通淋，解毒消肿。常用于湿热黄疸，胆胀胁痛，石淋，热淋，小便涩痛，痈肿疔疮，蛇虫咬伤等。

使用注意： 煎服 30 ~ 60g。鲜品加倍。

叶片主脉明显突起
水浸后对光透视可见黑色或褐色条纹

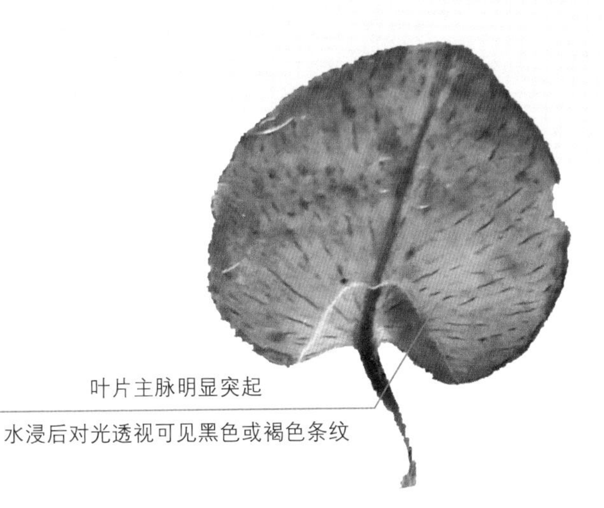

鉴别口诀

报春花科过路黄，茎细叶对宽卵形；
腋生蒴果主脉显，水浸叶片黑条纹。

功效口诀

甘淡微寒神仙药，利胆退黄兼排石；
利尿通淋亦同归，解毒消肿用鲜品。

临床应用口诀

湿热黄疸结石致，石淋热淋功擅长；
痈肿疔疮可外敷，更治毒蛇之咬伤。

第七章 温里药

PART SEVEN

附子

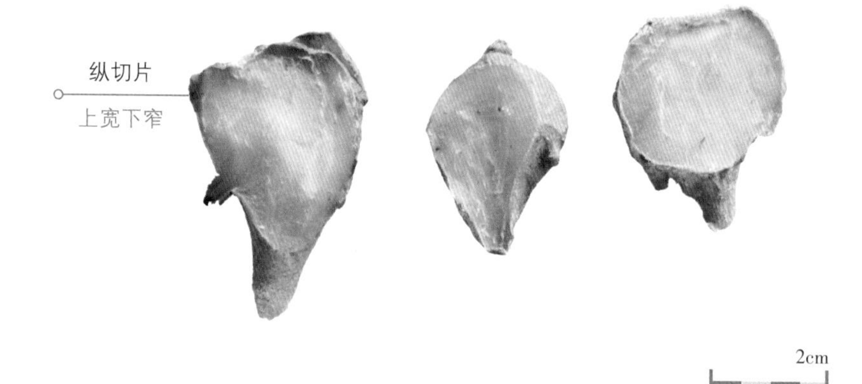

来源： 为毛茛科植物乌头（栽培品）的侧根（子根）的加工品。

性味归经： 辛、甘，大热；有毒。归心、肾、脾经。

功能主治： 回阳救逆，补火助阳，散寒止痛。常用于亡阳虚脱，肢冷脉微，心阳不足，胸痹心痛，虚寒吐泻，脘腹冷痛，肾阳虚衰，阳痿宫冷，阴寒水肿，阳虚外感，寒湿痹痛等。

使用注意： 孕妇及阴虚阳亢者忌用；反半夏、瓜蒌、贝母、白蔹、白及；生品外用，内服须炮制；若内服过量，或炮制、煎煮方法不当，可引起中毒。

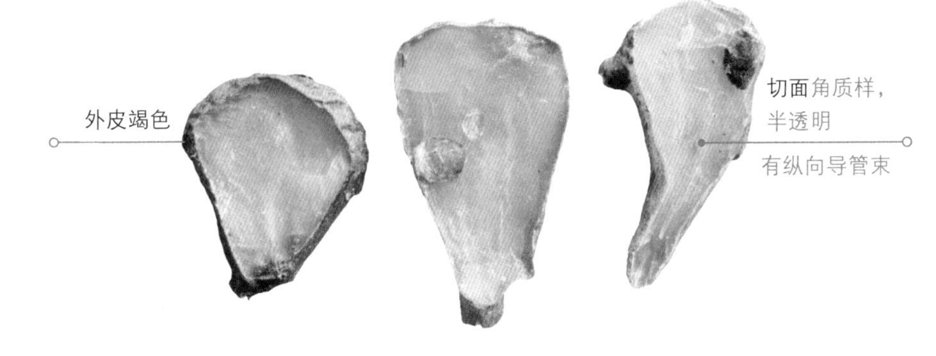

用须先煎孕妇慎，配伍牢记十八反。
寒湿痹痛之猛药，脘腹冷痛亦能疗；
心脾肾阳显不足，虚寒吐泻用它温；
亡阳证中见厥逆，配伍干姜与人参；

临床应用口诀

补火助阳肾心脾，散寒止痛功力强，景岳书中归元品。
乌头子根生长旺，辛甘大热四维药，回阳救逆第一药；

功效口诀

钉角透明筋脉显，口尝麻舌有大毒。
附子圆锥顶凹坑，商品多异盐白黑；

鉴别口诀

干姜

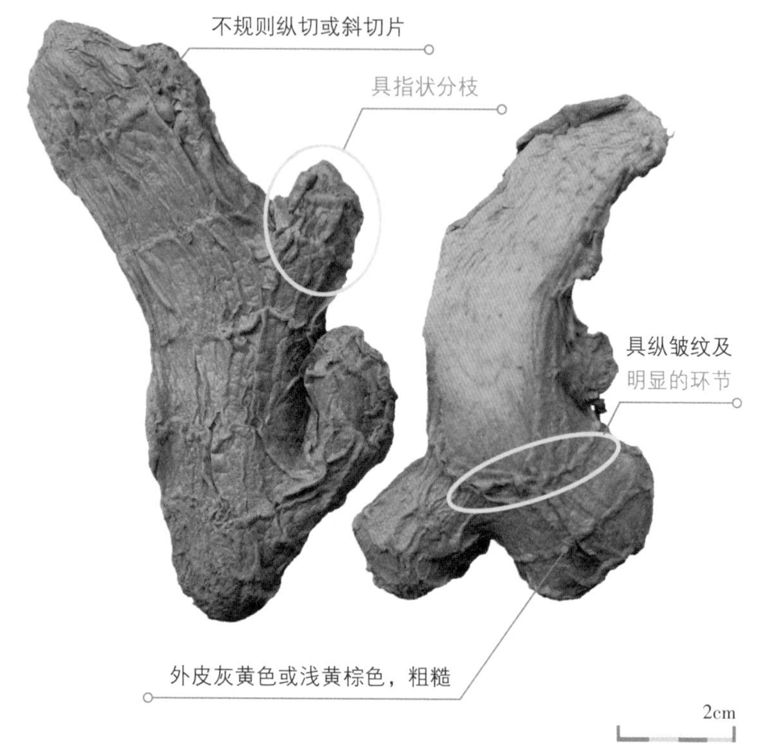

来源： 为姜科植物姜的干燥根茎。

性味归经： 辛，热。归脾、胃、肾、心、肺经。

功能主治： 温中散寒，回阳通脉，温肺化饮。常用于脘腹冷痛，呕吐泄泻，肢冷脉微，寒饮喘咳等。

使用注意： 本品辛热燥烈，阴虚内热、血热妄行者忌用。

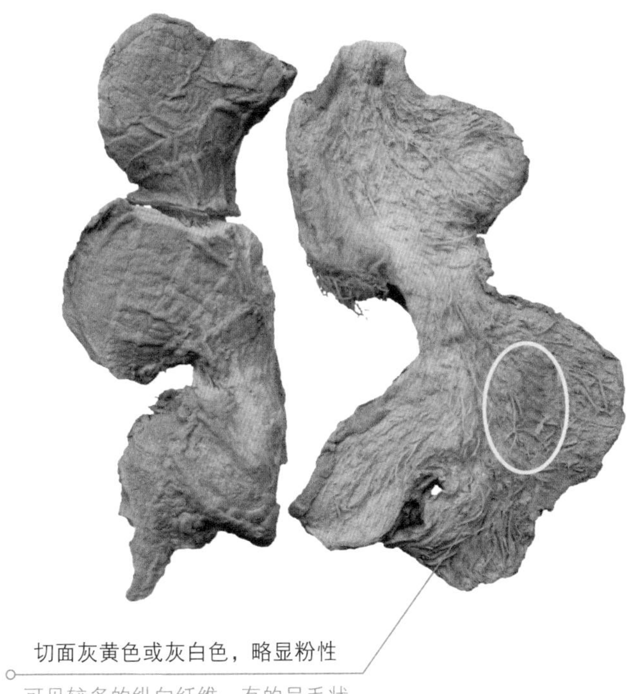

鉴别口诀

干姜扁平有分枝，皮黄皱纹环节生；
断面粉性或颗粒，气香特异味辛辣。

功效口诀

温中散寒第一药，回阳通脉配附子；
温肺化饮效果佳，三姜各有优势显。

临床应用口诀

脾胃寒证吐泻痛，亡阳证中见脉微；
寒饮咳喘痰清稀，燥烈之药热证避。

肉桂

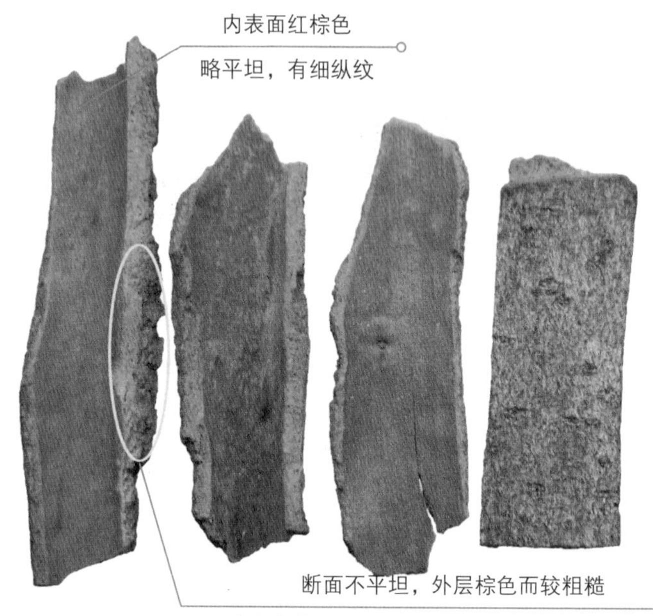

来源：为樟科植物肉桂的干燥树皮。

性味归经：辛、甘，大热。归肾、脾、心、肝经。

功能主治：补火助阳，引火归元，散寒止痛，温通经脉。常用于阳痿宫冷，腰膝冷痛，肾虚作喘，虚阳上浮，眩晕目赤，心腹冷痛，虚寒吐泻，寒疝腹痛，痛经经闭等。

使用注意：阴虚火旺、里有实热、血热妄行出血者及孕妇慎用；不宜与赤石脂同用。

外表面灰棕色，稍粗糙

有不规则的细皱纹及横向突起皮孔

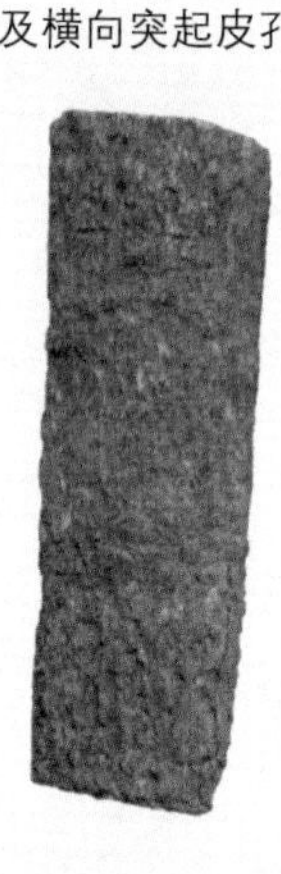

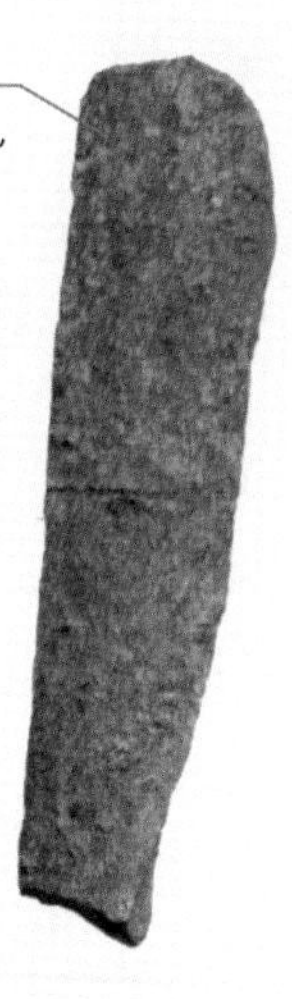

鉴别口诀

肉桂树皮板卷筒，黄棕线纹断面横；
划刻油痕色红棕，气香特异味甜辛。

功效口诀

辛甘大热温补品，补火助阳入命门，益阳治阴为要药；
散寒止痛去痼冷，温通经脉行气血，引火归元回故里。

临床应用口诀

肾阳不足命门衰，阳痿宫冷效持久，心腹冷痛寒疝作；
肾虚作喘虚阳浮，寒凝血滞脉不通，孕慎后入畏石脂。

第八章 理气药

PART EIGHT

陈皮

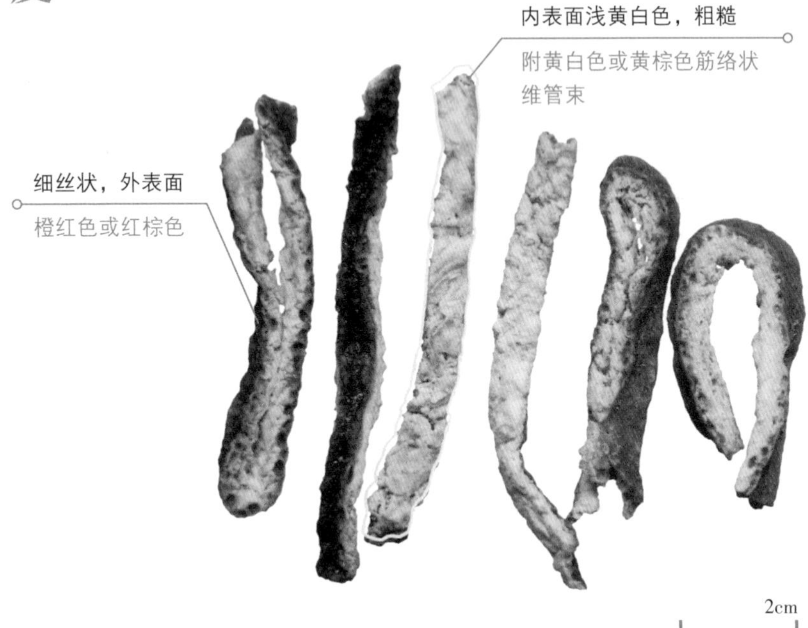

来源： 为芸香科植物橘及其栽培变种的干燥成熟果皮。

性味归经： 苦、辛，温。归肺、脾经。

功能主治： 理气健脾，燥湿化痰。常用于脘腹胀满，食少吐泻，呕吐呃逆，痰湿胸闷咳喘等。

使用注意： 气虚体燥、阴虚燥咳、吐血及内有实热者慎服。

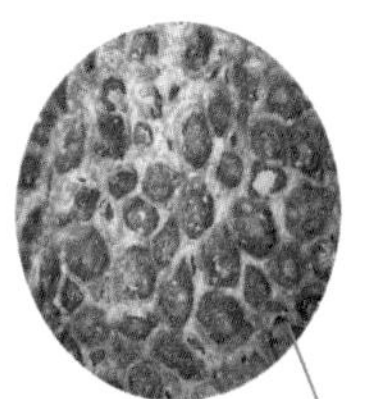
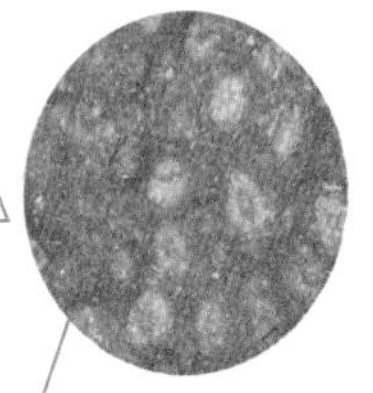
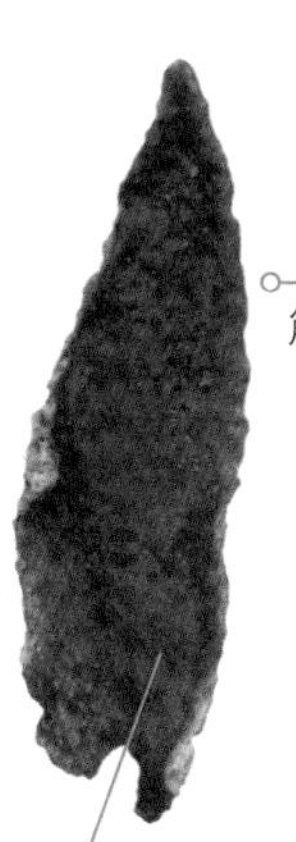

临床应用口诀

脾胃气滞第一药，寒湿困阻为佳品，如兼呕吐更适宜；
湿痰寒痰咳嗽作，胸痹心痛痰气交，陈皮发挥神奇效。

功效口诀

辛能理气入脾胃，苦能燥湿兼化痰；
健运脾胃兼降气，理气化痰常同行。

鉴别口诀

陈皮果皮香气浓，数瓣分离基相连；
外皮橙红凹油点，内面浅黄筋络绵。

枳实

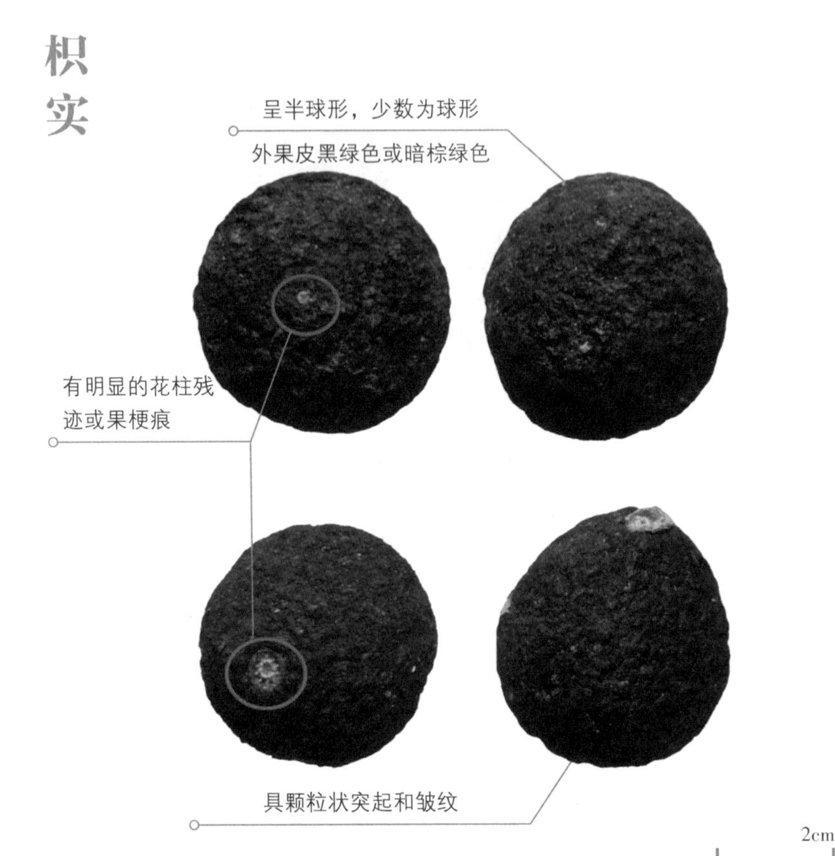

来源：为芸香科植物酸橙及其栽培变种或甜橙的干燥幼果。

性味归经：苦、辛、酸，微寒。归脾、胃经。

功能主治：破气消积，化痰散痞。常用于积滞内停，痞满胀痛，泻痢后重，大便不通，痰滞气阻，胸痹，结胸，脏器下垂等。

使用注意：孕妇慎用。

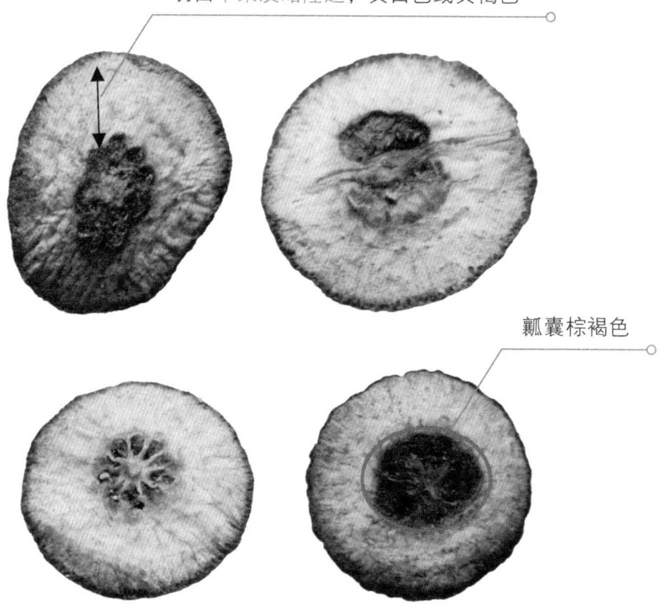

鉴别口诀

枳实幼果半球形，灰绿外表颗粒突；
多瓤九至十二瓣，切面果肉黄白凸。

功效口诀

青果最是破气药，直入胃肠把气顺；
破气消积效果佳，化痰散痞可升提。

临床应用口诀

气滞胸痹与结胸，痞满泻痢便不通；
脏器下垂它来提，孕妇慎用须牢记。

木香

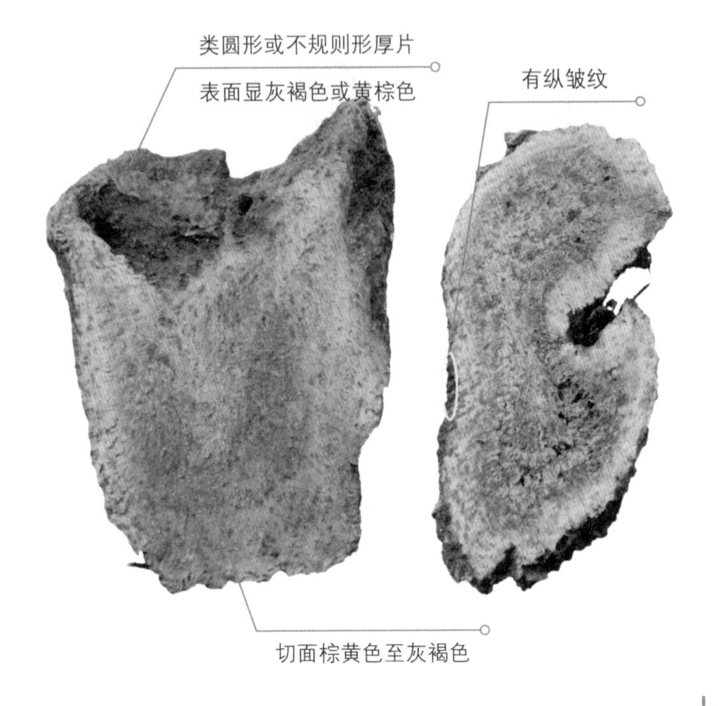

来源： 为菊科植物木香的干燥根。

性味归经： 辛、苦，温。归脾、胃、大肠、三焦、胆经。

功能主治： 行气止痛，健脾消食。常用于脾胃气滞，泻痢里急后重，腹痛，胁痛，黄疸，疝气疼痛，气滞血瘀之胸痹等。

使用注意： 生用行气力强，煨用宜实肠止泻。

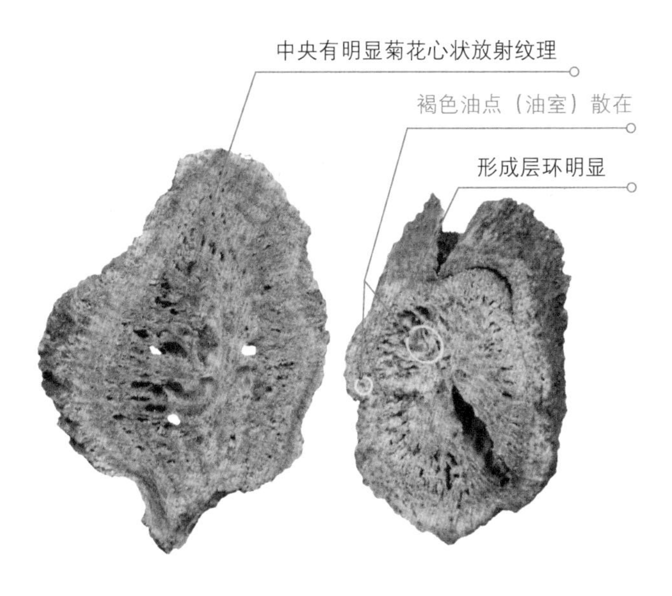

临床应用口诀

胸胁胀痛疝气发，止痛顺气有佳效。
脾胃气滞兼食积，泻痢后重之要药；

功效口诀

专入胃肠与肝胆，健脾消食亦可担。
行气止痛名远扬，九种心痛不虚传；

鉴别口诀

棕褐油点放射纹，气香特异味苦微。
木香圆柱枯骨黄，纵沟网纹朽木坚；

香附

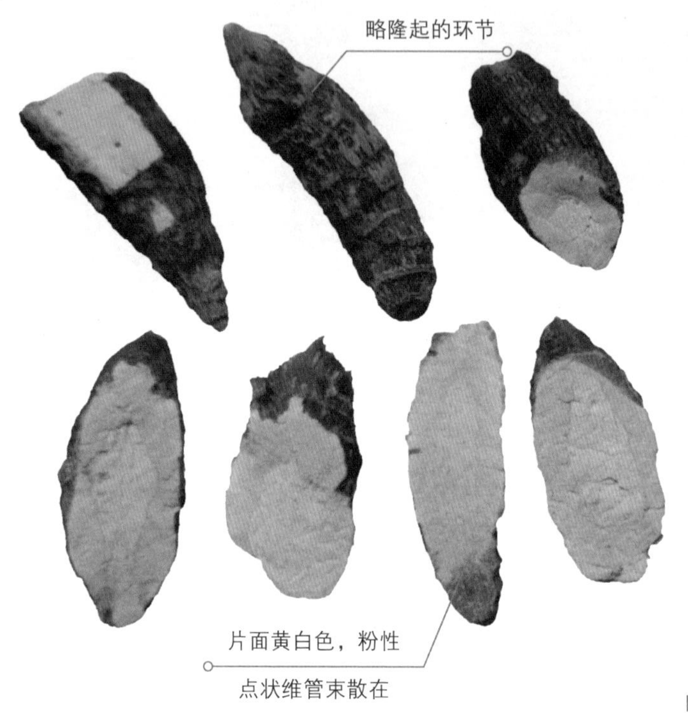

来源： 为莎草科植物莎草的干燥根茎。

性味归经： 辛、微苦、微甘，平。归肝、脾、三焦经。

功能主治： 疏肝解郁，理气宽中，调经止痛。常用于肝郁气滞，胸胁胀痛，疝气疼痛，乳房胀痛，脾胃气滞，脘腹痞闷，胀满疼痛，月经不调，经闭痛经等。

使用注意： 凡气虚无滞、阴虚血热者忌服。

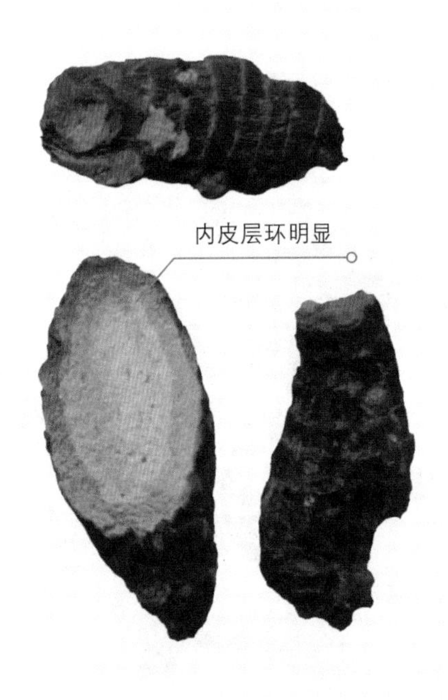

鉴别口诀

香附根茎似枣核，表面褐棕有环节；
质坚而硬不易断，断面环纹较分明。

功效口诀

疏肝解郁善调经，理气宽中又一效；
止痛效果亦堪佳，醋炙更能增其力。

临床应用口诀

肝郁气滞胸胁痛，月经不调乳房胀；
脾胃气滞脘腹痞，疝气疼痛也在行。

薤白

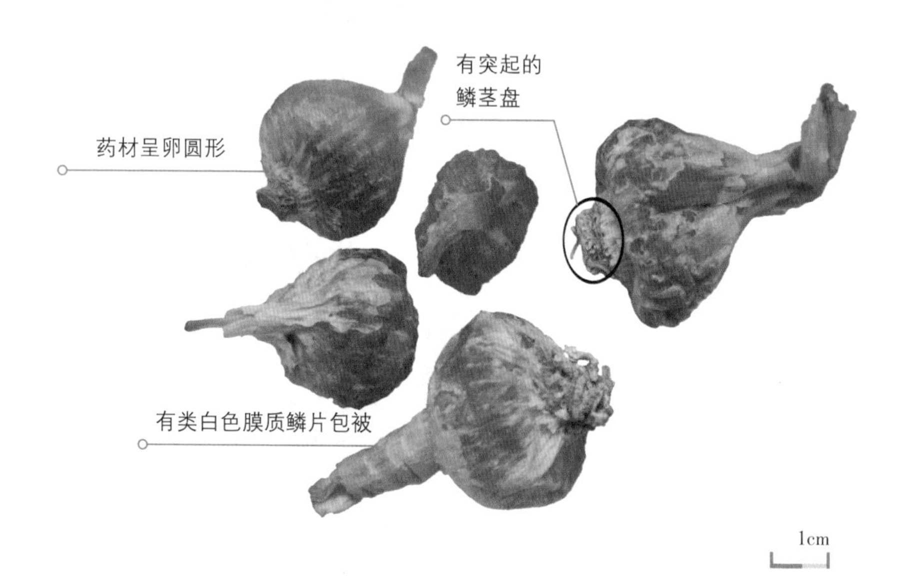

来源： 为百合科植物小根蒜或藠头（薤）的干燥鳞茎。

性味归经： 辛、苦，温。归心、肺、胃、大肠经。

功能主治： 通阳散结，行气导滞。常用于胸痹心痛，脘腹痞满胀痛，泻痢后重等。

使用注意： 气虚无滞及胃弱纳呆者不宜用。

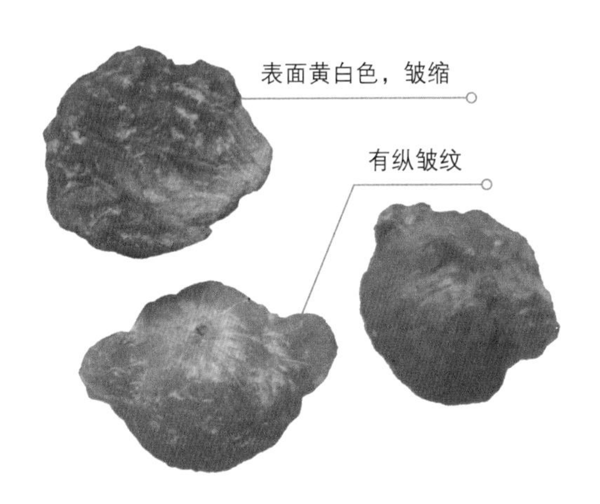

鉴别口诀

薤白鳞茎卵圆形，皮黄纵纹半透明；
质坚角质因蒸煮，强烈蒜臭辣苦微。

功效口诀

辛苦温品气味臭，可入脾胃大肠经；
通阳散结入胸中，行气导滞且宽胸。

临床应用口诀

胸痹心痛之要药，通阳除痹痰壅消；
脘腹痞满见胀痛，泻痢后重出奇效。

第九章 消食药

PART NINE

山楂

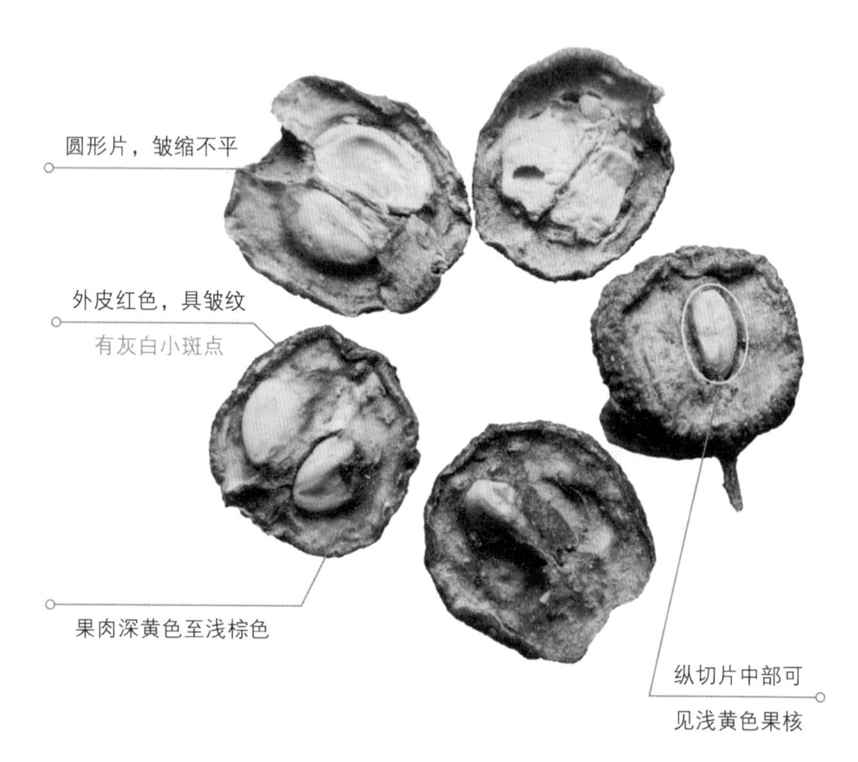

来源：为蔷薇科植物山里红或山楂的干燥成熟果实。

性味归经：酸、甘，微温。归脾、胃、肝经。

功能主治：消食健胃，行气散瘀，化浊降脂。常用于肉食积滞，胃脘胀满，泻痢腹痛，瘀血经闭，产后瘀阻，心腹刺痛，胸痹心痛，疝气疼痛，高脂血症等。

使用注意：脾胃虚弱而无积滞者或胃酸分泌过多者慎用。

临床应用口诀

血瘀疼痛入血分，高脂血症可使用。
肉食积滞最在行，泻痢后重疝气痛；

功效口诀

行气散瘀药食用，化浊降脂亦有效。
酸甘微温味道佳，消食健胃代表药；

鉴别口诀

红皮皱纹白斑点，气微清香味酸甜。
山楂果实分南北，北大肉厚南核大；

第十章 驱虫药

PART TEN

槟榔

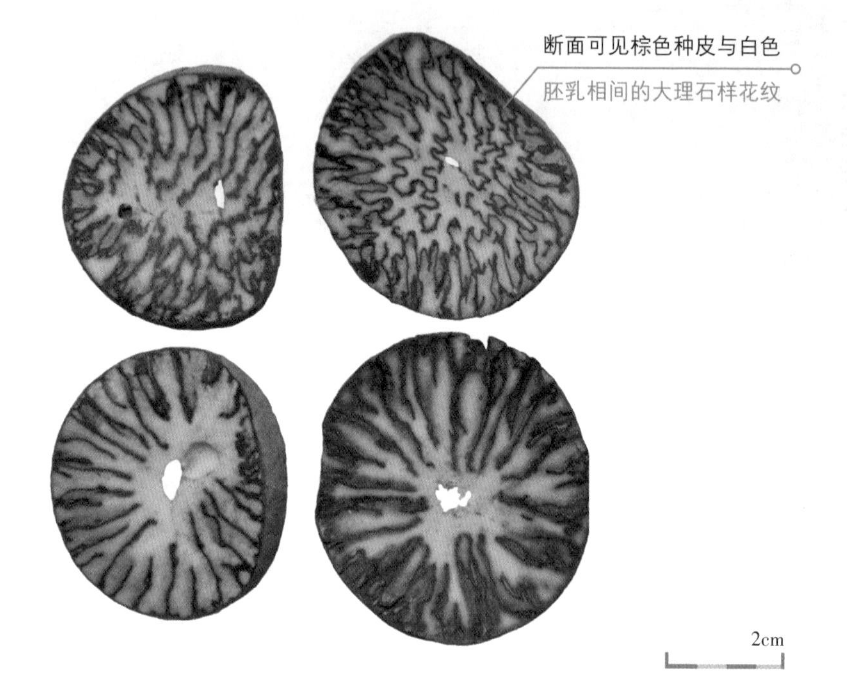

来源： 为棕榈科植物槟榔的干燥成熟种子。

性味归经： 苦、辛，温。归胃、大肠经。

功能主治： 杀虫，消积，行气，利水，截疟。常用于绦虫病，蛔虫病，姜片虫病，虫积腹痛，积滞泻痢，里急后重，水肿脚气，疟疾等。

使用注意： 脾虚便溏或气虚下陷者忌用；孕妇慎用。

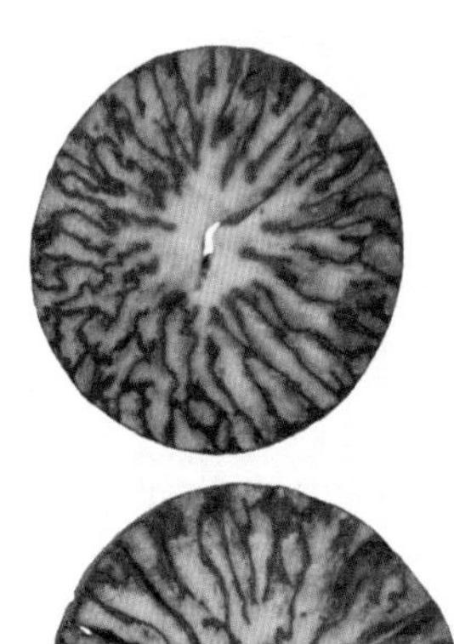

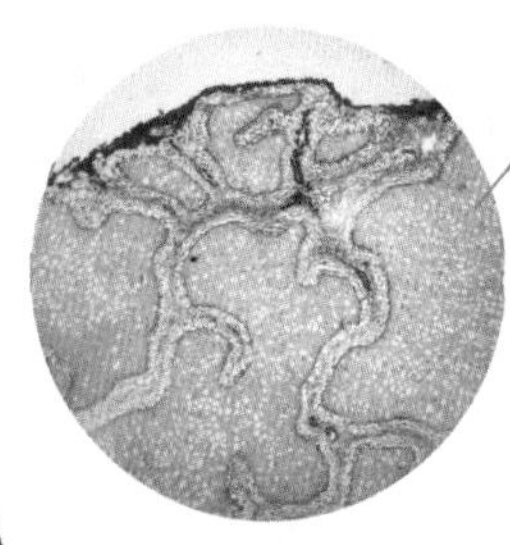

鉴别口诀

槟榔圆锥或扁球，表面凹下网沟纹；
体坚质硬不易碎，棕白大理石样纹。

功效口诀

杀虫驱虫为要药，利水消肿显其效；
截疟之中常用药，消积行气有佳效。

临床应用口诀

槟榔善治绦虫病，积滞腹痛泻痢并；
水肿脚气有疗效，疟疾也可用此药。

第十一章 止血药

PART ELEVEN

第一节 凉血止血药

小蓟

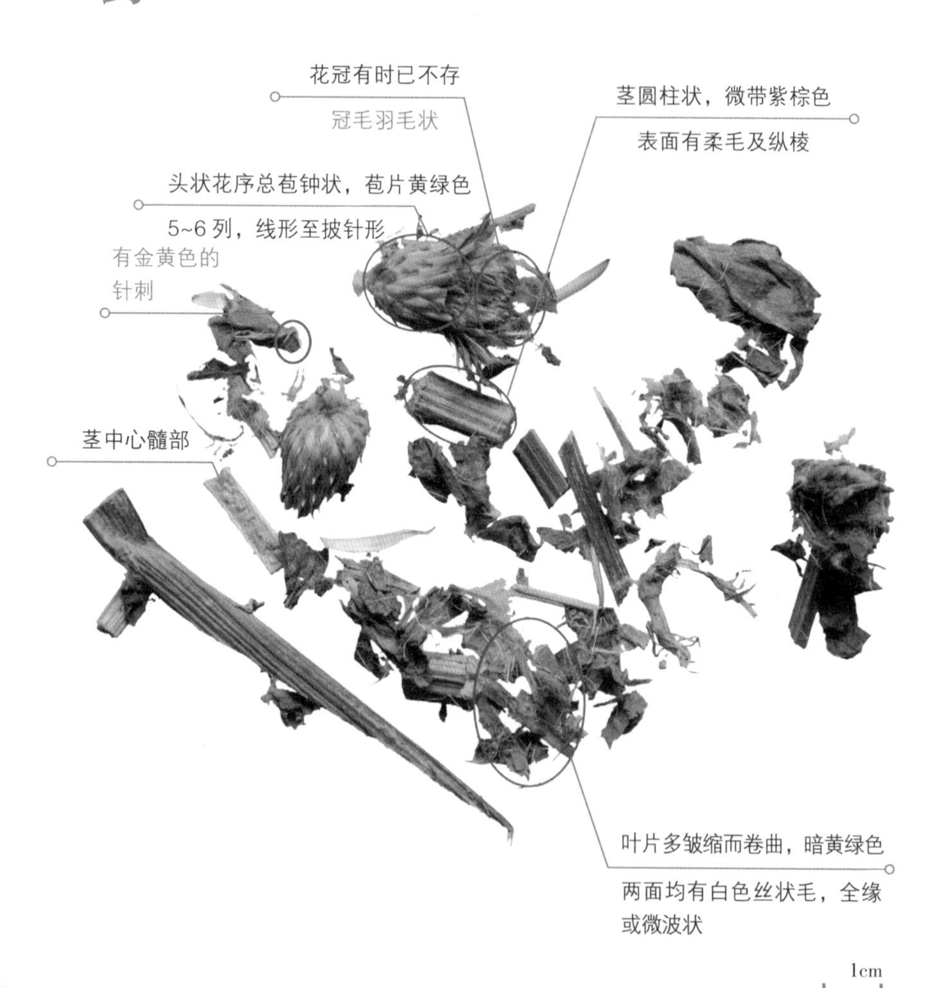
花冠有时已不存
冠毛羽毛状
茎圆柱状，微带紫棕色
表面有柔毛及纵棱
头状花序总苞钟状，苞片黄绿色
5~6 列，线形至披针形
有金黄色的
针刺
茎中心髓部
叶片多皱缩而卷曲，暗黄绿色
两面均有白色丝状毛，全缘
或微波状
1cm

来源： 为菊科植物刺儿菜的干燥地上部分。

性味归经： 甘、苦，凉。归心、肝经。

功能主治： 凉血止血，散瘀解毒消痈。常用于衄血，吐血，尿血，血淋，便血，崩漏，外伤出血，痈肿疮毒等。

使用注意： 脾胃虚寒而无瘀滞者忌服。

临床应用口诀

痈肿疮毒初期佳，内服外敷凉血剂。
各种出血大小蓟，血淋尿血选小蓟；

功效口诀

散瘀解毒消痈肿，利尿通淋独小蓟。
甘寒之品大小蓟，凉血止血效果佳；

鉴别口诀

长卵叶片齿生刺，头状花序冠毛羽。
小蓟圆茎有纵棱，质脆易断又中空；

地榆

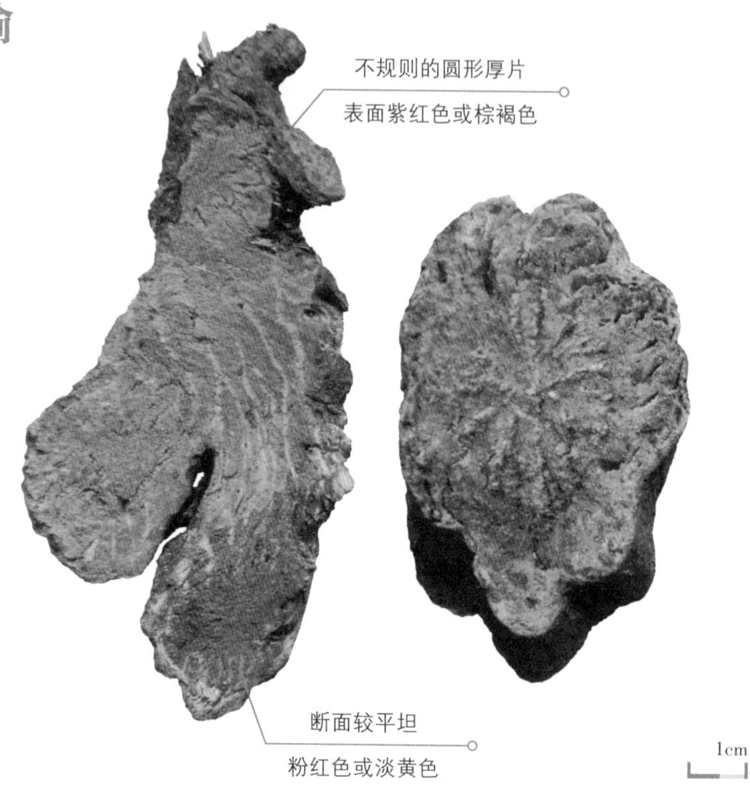

来源：为蔷薇科植物地榆或长叶地榆的干燥根。

性味归经：苦、酸、涩，微寒。归肝、大肠经。

功能主治：凉血止血，解毒敛疮。常用于便血，痔血，血痢，崩漏，水火烫伤，痈肿疮毒等。

使用注意：因性寒酸涩，凡虚寒性便血、下痢、崩漏及出血有瘀者慎用。

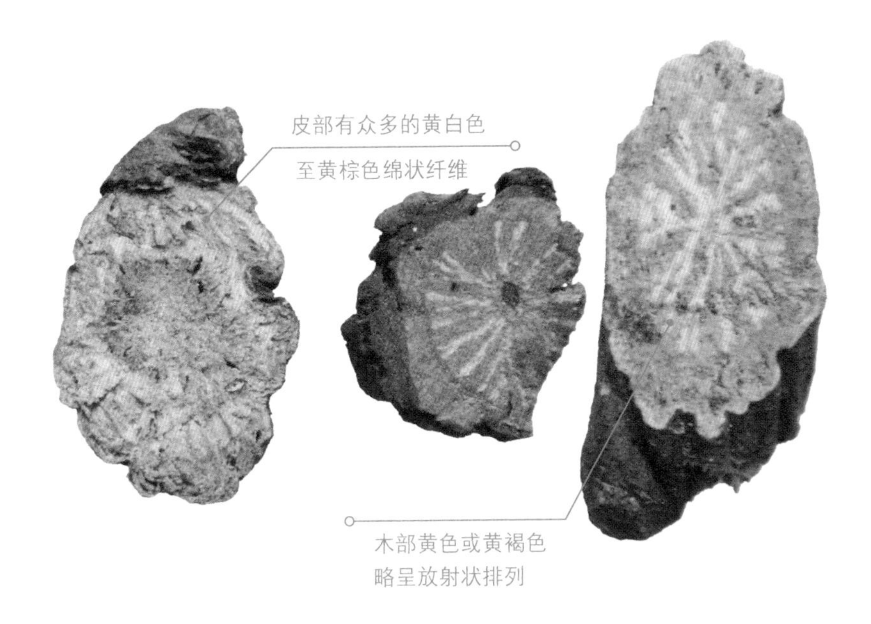

痈肿疮疡亦可效，大量外用不可行。

临床应用口诀

血热便血与崩漏，水火烫伤最在行；

酸涩敛疮内外用，清热解毒常有效。

功效口诀

苦寒之品性沉降，凉血止血走下焦；

断面粉红及淡黄，木部纹理放射排。

地榆圆柱色灰棕，外皮粗糙皱纹纵；

鉴别口诀

槐花

完整者花萼钟状
黄绿色
花瓣黄色或黄白色
皱缩而卷曲
花瓣多散落
1cm

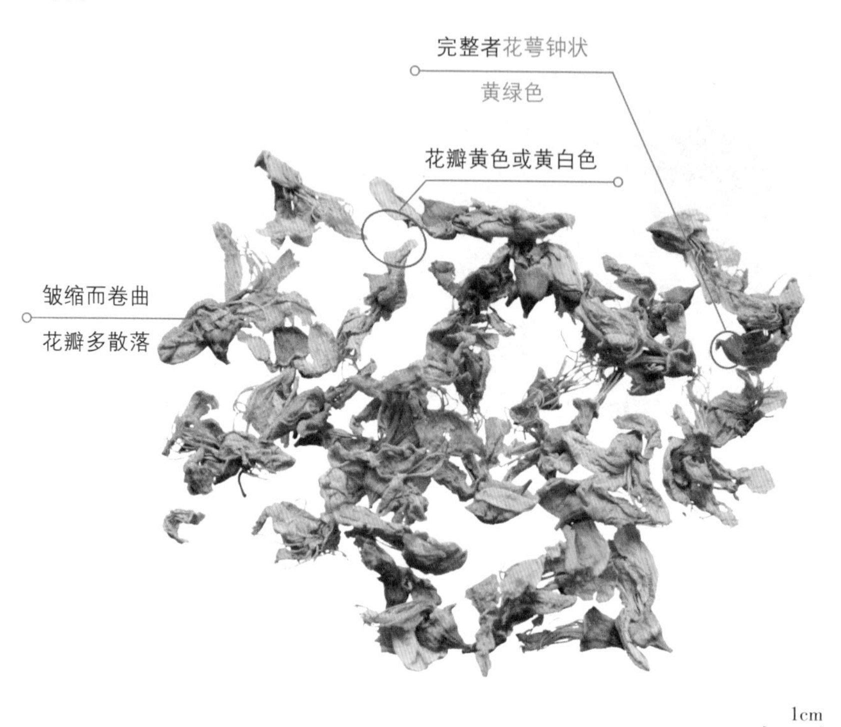

来源： 为豆科植物槐的干燥花蕾。

性味归经： 苦，微寒。归肝、大肠经。

功能主治： 凉血止血，清肝泻火。常用于便血，痔血，血痢，崩漏，吐血，衄血，肝热目赤，头痛眩晕等。

使用注意： 脾胃虚寒及阴虚发热而无实火者慎用。

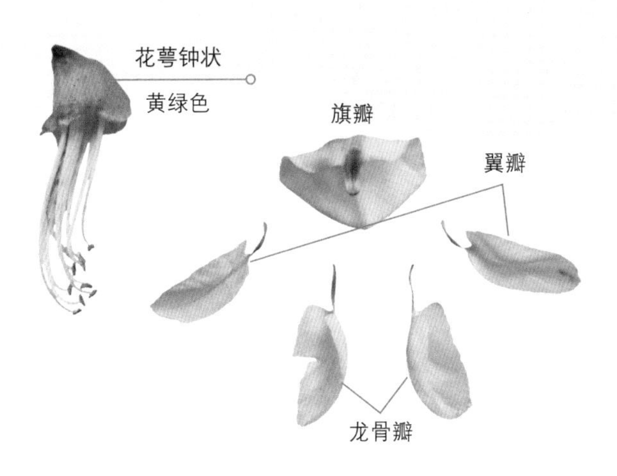

功效口诀

苦寒沉降同地榆，善入大肠把热清；
凉血止血效果佳，清肝泻火可用它。

临床应用口诀

血热便血与痔血，目赤疼痛肝热盛；
头晕目眩亦可用，止血炒炭泻火生。

鉴别口诀

槐花花序是蝶形，花萼钟形顶五裂；
雄蕊十枚雌蕊一，味苦微涩质软松。

第二节 化瘀止血药

三七

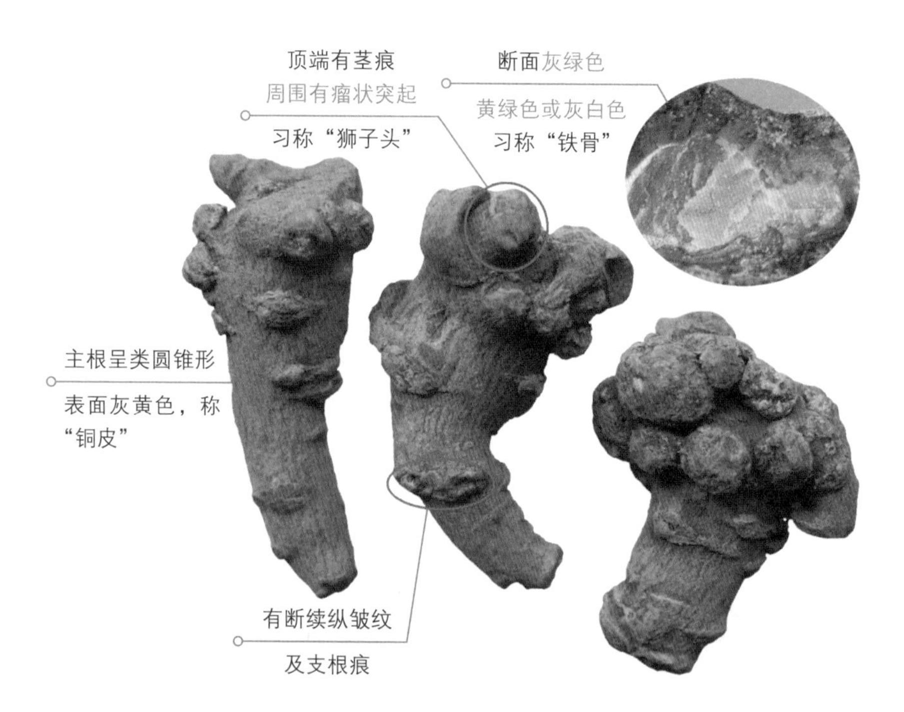
顶端有茎痕
周围有瘤状突起
习称“狮子头”
断面灰绿色
黄绿色或灰白色
习称“铁骨”
主根呈类圆锥形
表面灰黄色，称
“铜皮”
有断续纵皱纹
及支根痕
2cm

来源： 为五加科植物三七的干燥根和根茎。

性味归经： 甘、微苦，温。归肝、胃经。

功能主治： 散瘀止血，消肿定痛。常用于咯血，吐血，衄血，便血，崩漏，外伤出血，胸腹刺痛，跌扑肿痛等。

使用注意： 孕妇慎用。

临床应用口诀

伤科之中一把手，孕妇慎用产妇宜。
各类出血能终止，血瘀疼痛效果佳；

功效口诀

散瘀止血金疮药，消肿定痛首选品。
五加科中三兄弟，铜皮铁骨甘苦温；

鉴别口诀

断面黄绿木纹显，气微味苦后回甜。
三七主根圆锥形，铜皮铁骨狮子头；

蒲黄

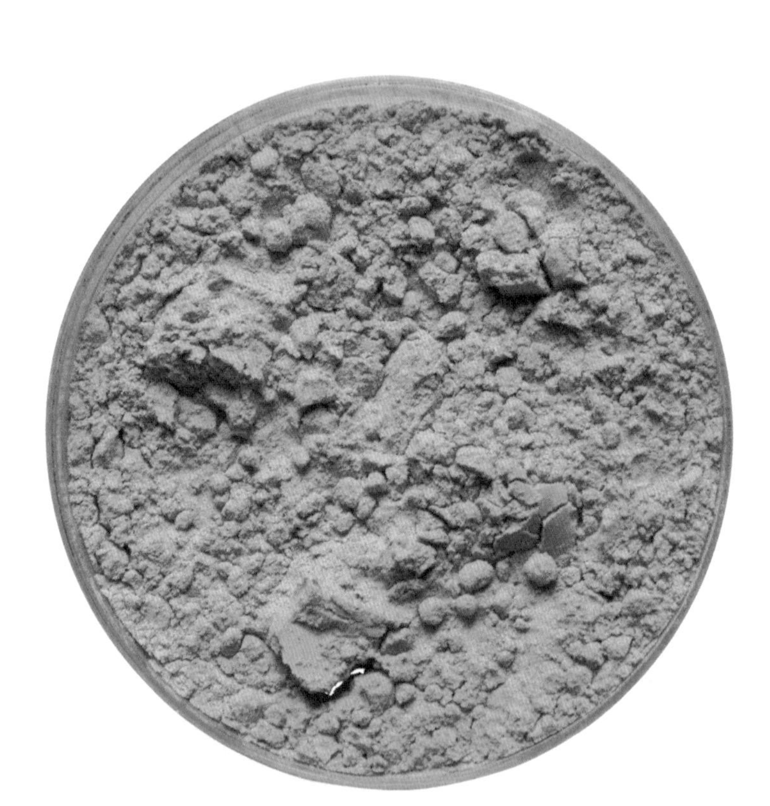

为黄色粉末，体轻，放水中则飘浮水面
手捻有滑腻感，易附着手指上

2cm

来源： 为香蒲科香蒲属植物水烛、东方香蒲或同属多种植物的干燥花粉。

性味归经： 甘，平。归肝、心包经。

功能主治： 止血，化瘀，通淋。常用于吐血，衄血，咯血，崩漏，外伤出血，经闭痛经，胸腹刺痛，跌扑肿痛，血淋涩痛等。

使用注意： 孕妇慎用。

临床应用口诀

血淋涩痛最适合，内服包煎孕妇慎。
各类出血实夹瘀，血瘀疼痛妇科宜；

功效口诀

化瘀不分寒与热，利尿通淋亦有效。
甘平之品药效广，止血适用范围大；

鉴别口诀

指捻滑腻易沾手，气微味淡包煎汤。
蒲黄细粉色鲜黄，体轻试水浮水上；

第三节　收敛止血药

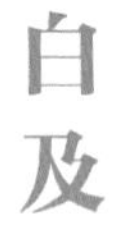

白及

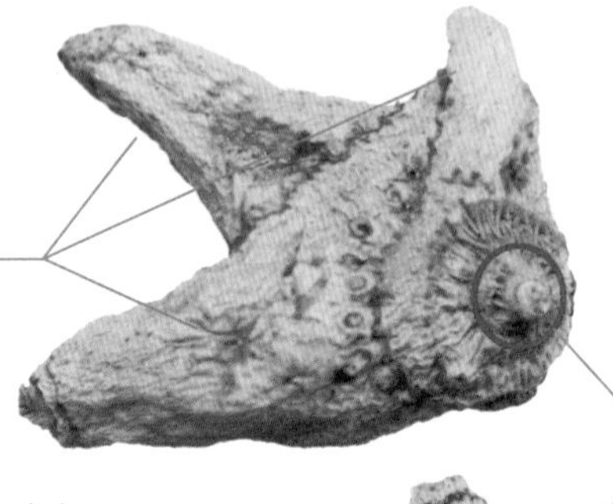

来源：为兰科植物白及的块茎。

性味归经：苦、甘、涩，微寒。归肺、肝、胃经。

功能主治：收敛止血，消肿生肌。常用于咯血，吐血，外伤出血，疮疡肿毒，皮肤皲裂，水火烫伤等。

使用注意：不宜与川乌、制川乌、草乌、制草乌、附子同用。

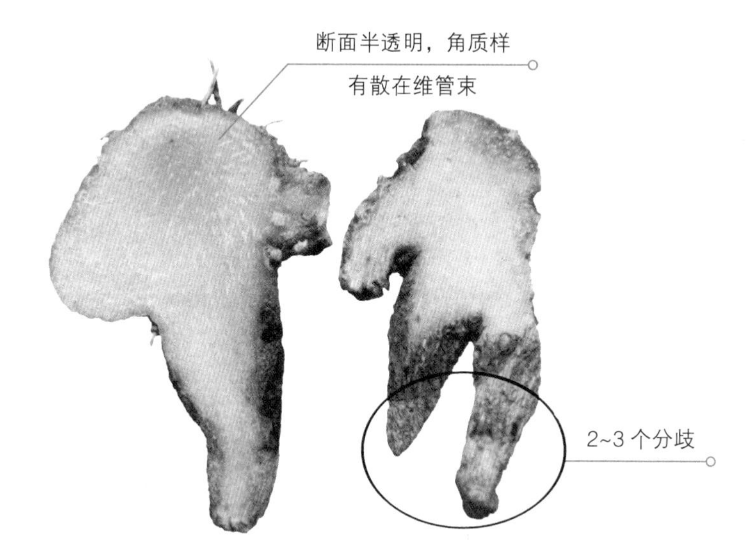

肺胃出血最适宜，本草明言反乌头。
外用专治皮肤伤，疮痈皲裂及烧烫；

临床应用口诀

消肿生肌效立显，内服外敷皆灵验。
苦甘微寒入肺胃，收敛止血用此味；

功效口诀

质坚角质断面白，气微味苦嚼之黏。
白及扁圆有分叉，茎皮黄白同心环；

鉴别口诀

棕榈炭

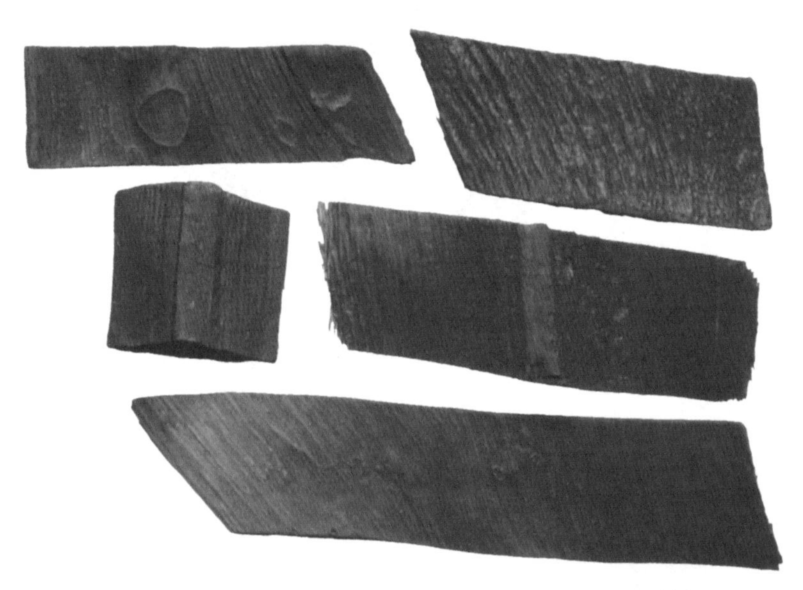

不规则片状或针状，乌黑色，有光泽，可见纵直条纹及细斜纹

来源： 为棕榈科植物棕榈的叶鞘纤维炭化物。

性味归经： 苦、涩，平。归肺、肝、大肠经。

功能主治： 收敛止血。常用于吐血，衄血，尿血，便血，崩漏等。

使用注意： 出血兼有瘀滞者慎用。

临床应用口诀

专治妇科崩漏行，出血兼瘀不可用。

功效口诀

苦涩平和效单一，收敛止血功劳著。

鉴别口诀

纵直条纹细斜纹，质硬又韧不易断。

棕榈焖煅变成炭，条板针块色红棕；

第四节　温经止血药

艾叶

多皱缩、破碎，有短柄
叶裂边缘有
不规则的粗锯齿
上表面灰绿色或深黄绿色
下表面密生灰白色绒毛
2cm

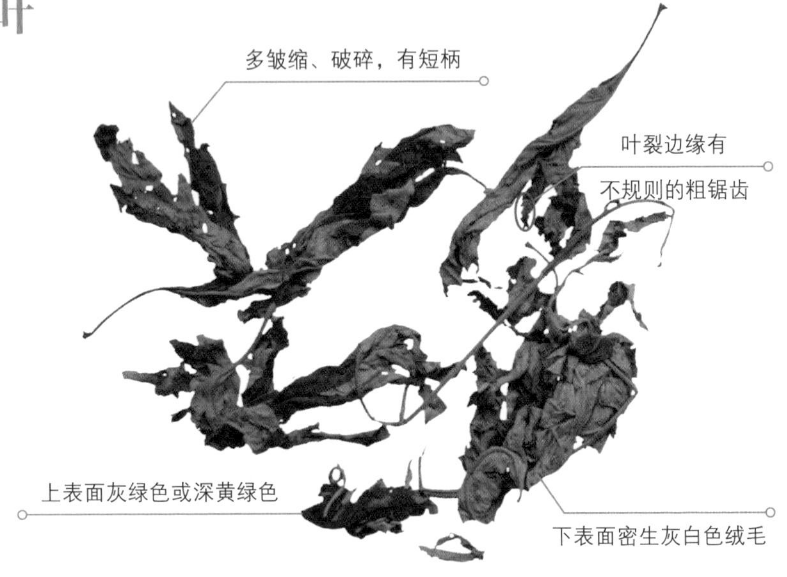

来源：为菊科植物艾的干燥叶。

性味归经：辛、苦，温；有小毒。归肝、脾、肾经。

功能主治：温经止血，散寒止痛。常用于吐血，衄血，崩漏，月经过多，胎漏下血，少腹冷痛，经寒不调，宫冷不孕等。外用祛湿止痒，常用于皮肤瘙痒等。

使用注意：温经止血宜炒炭用，余宜生用。

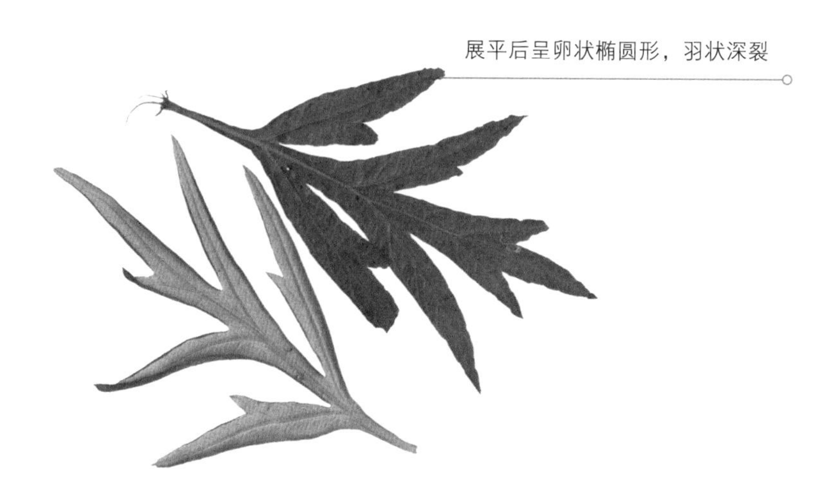

鉴别口诀

艾叶皱缩卷曲碎，羽裂尖三侧两对；
边缘锯齿色灰绿，叶背白绒质柔软。

功效口诀

温经止血第一药，散寒止痛有佳效；
妇科调经安胎药，外用祛湿痒能消。

临床应用口诀

虚寒出血崩漏佳，下焦虚寒宫冷药；
胎动不安兼胎漏，皮肤瘙痒煎汤洗。

第十二章 活血祛瘀药

PART TWELVE

第一节　活血止痛药

川芎

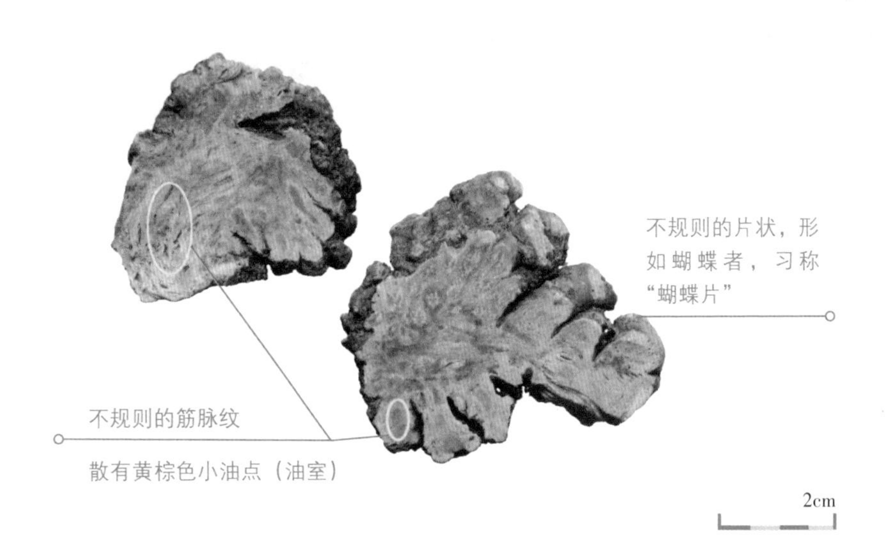

来源：为伞形科植物川芎的干燥根茎。

性味归经：辛，温。归肝、胆、心包经。

功能主治：活血行气，祛风止痛。常用于胸痹心痛，胸胁刺痛，跌扑肿痛，月经不调，经闭痛经，癥瘕腹痛，头痛，风湿痹痛等。

使用注意：阴虚火旺、多汗、热盛及无瘀之出血证者和孕妇慎用。

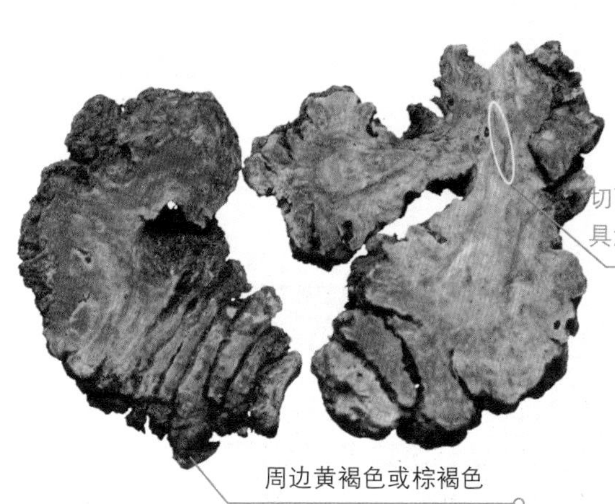

鉴别口诀

川芎结节拳块形，断面各异如蝴蝶；
黄褐油面环波纹，香气浓郁味苦辛。

功效口诀

辛温第一活血药，活血行气范围辽；
上行头目开瘀结，下达四肢又调经；
祛风止痛不小觑，性善行走可通络。

临床应用口诀

各类瘀血川芎疗，活血方中带头药；
头痛要药自古传，风寒风湿与血瘀；
风湿痹痛亦可用，孕妇慎用要牢记。

延胡索

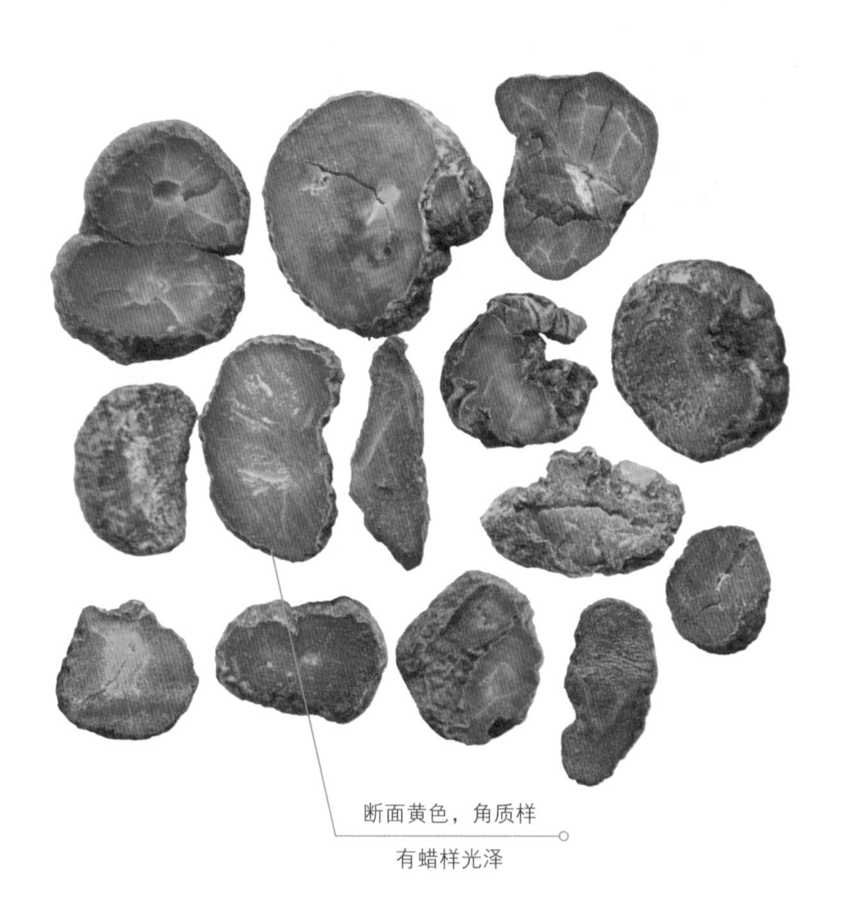

来源： 为罂粟科植物延胡索的干燥块茎。

性味归经： 辛、苦，温。归肝、脾经。

功能主治： 活血，行气，止痛。常用于胸胁、脘腹疼痛，胸痹心痛，经闭痛经，产后瘀阻，跌扑肿痛等。

使用注意： 用于诸痛证宜醋制。

鉴别口诀

延胡块茎扁球黄，底端凸起顶凹陷；
网状皱纹黄棕细，碎面金黄角质亮。

功效口诀

活血药中有性格，行气活血效不强；
止痛撑起一片天，哪里有痛哪里止。

临床应用口诀

气滞血瘀诸痛证，一身上下皆能疗；
产后瘀阻跌扑肿，醋制可加止痛效。

郁金

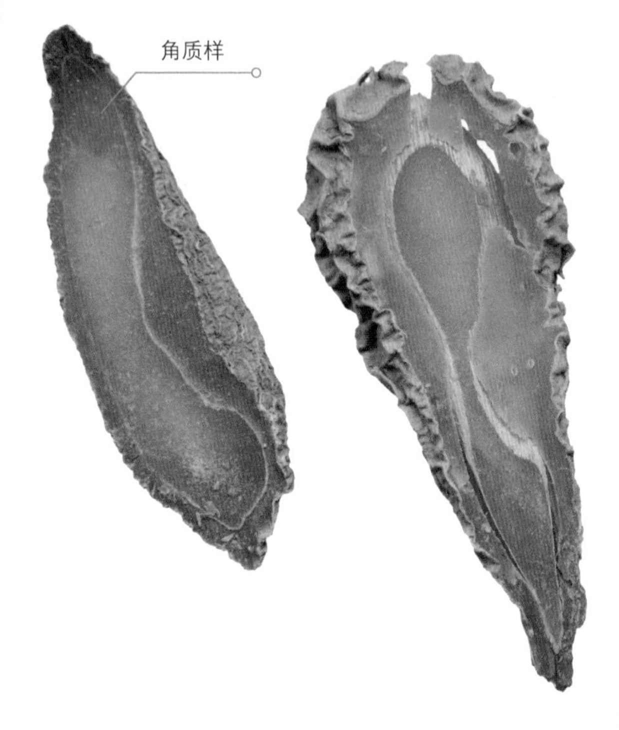

来源：为姜科植物温郁金、姜黄、广西莪术或蓬莪术的干燥块根。

性味归经：辛、苦，寒。归肝、心、肺经。

功能主治：活血止痛，行气解郁，清心凉血，利胆退黄。常用于胸胁刺痛，胸痹心痛，经闭痛经，乳房胀痛，热病神昏，癫痫发狂，血热吐衄，黄疸尿赤等。

使用注意：不宜与丁香、母丁香同用。

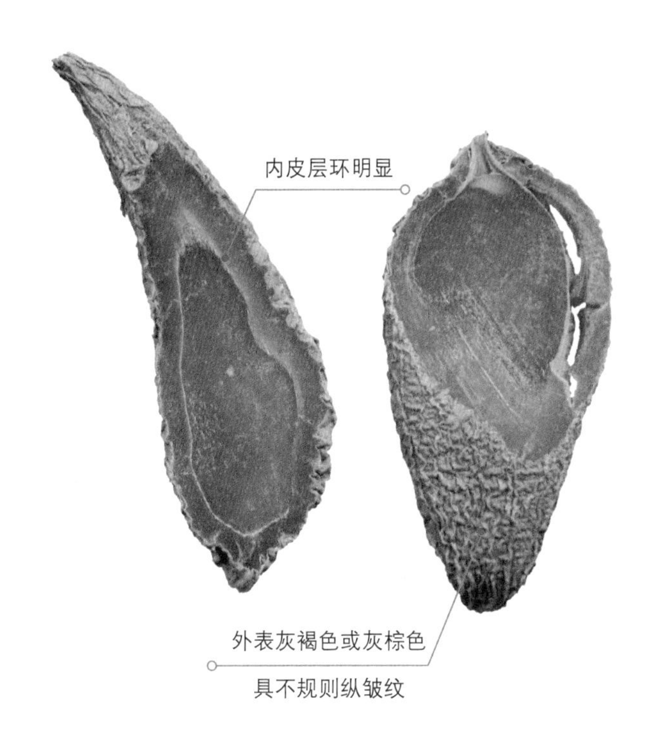

临床应用口诀

血热吐衄或倒经，湿热黄疸胁胀痛。
气滞血瘀偏胸腹，热病神昏癫痫狂；

功效口诀

清心凉血药性寒，利胆退黄常用药。
活血止痛多处用，行气解郁效果佳；

鉴别口诀

质地坚实角质亮，断面光泽环纹清。
郁金根为纺锤形，表面灰黄密皱纹；

第二节 活血调经药

丹参

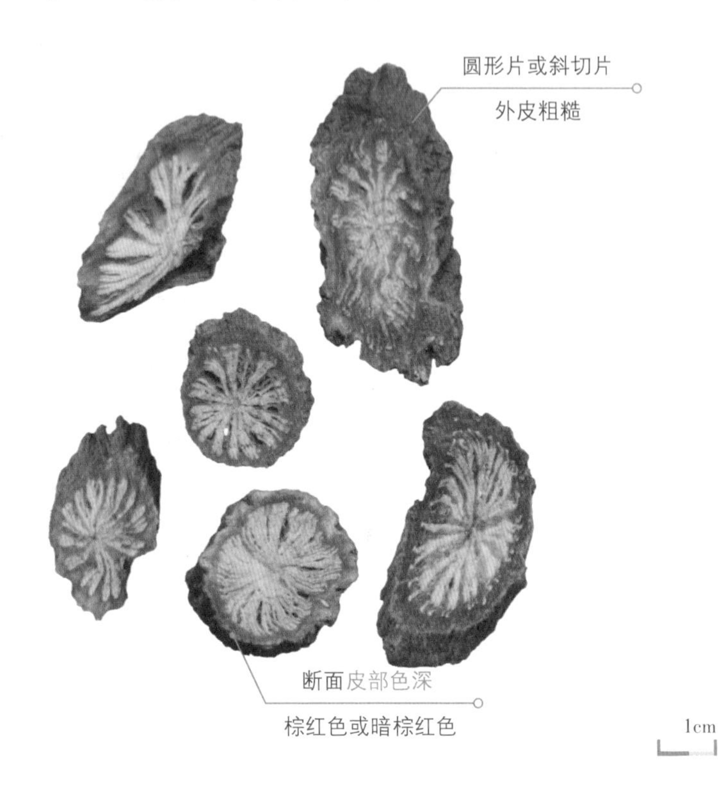

来源：为唇形科植物丹参的干燥根及根茎。

性味归经：苦，微寒。归心、肝经。

功能主治：活血祛瘀，通经止痛，清心除烦，凉血消痈。常用于胸痹心痛，脘腹胁痛，癥瘕积聚，热痹疼痛，心烦不眠，月经不调，痛经经闭，疮疡肿痛等。

使用注意：不宜与藜芦同用。

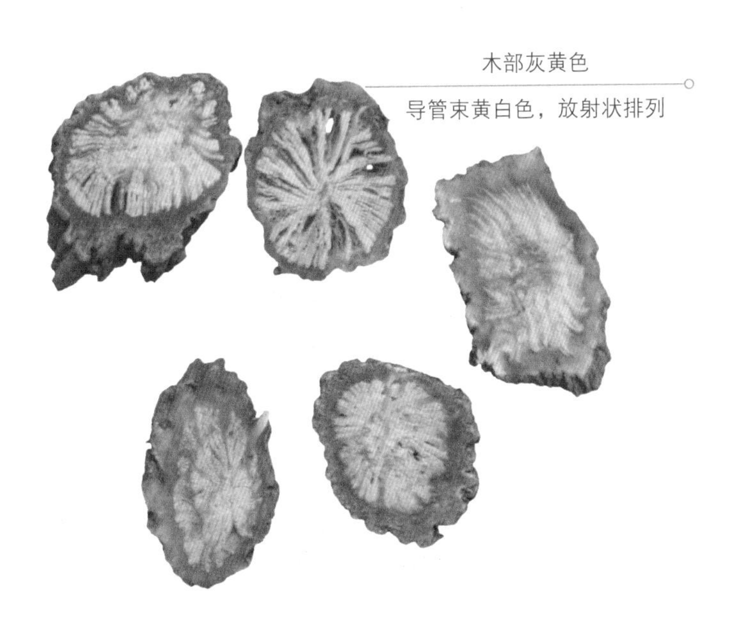

鉴别口诀

丹参根条细又长，外皮粗糙色砖红；
断面疏松或致密，放射导管辐射排。

功效口诀

一味丹参化瘀血，通经止痛调经品；
清心除烦效果佳，凉血消痈功效显。

临床应用口诀

功同四物调经水，瘀血阻滞为要药；
疮痈肿痛用可清，心烦不眠服可消。

益母草

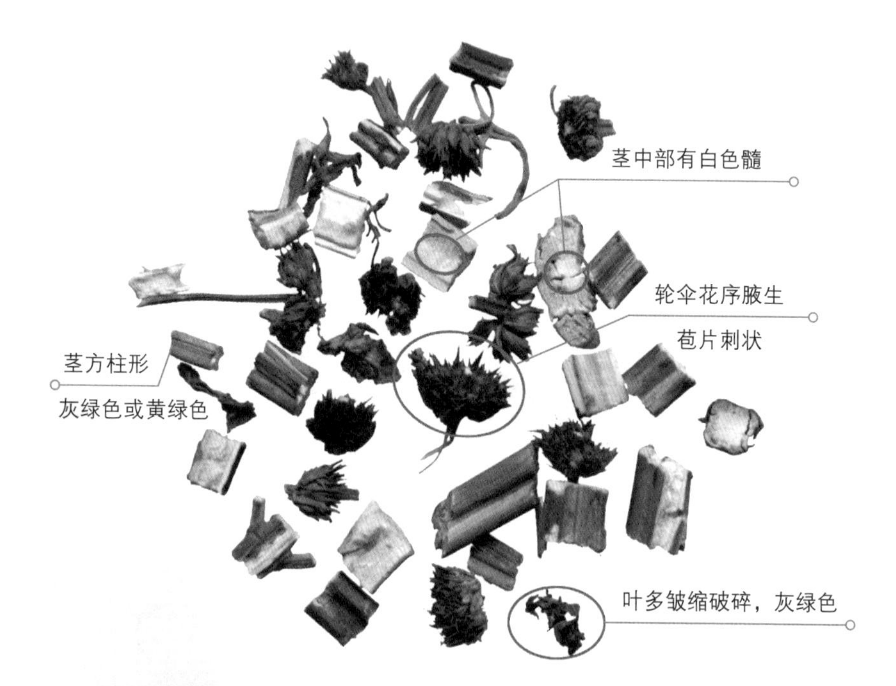

来源： 为唇形科植物益母草的新鲜或干燥地上部分。

性味归经： 苦、辛，微寒。归肝、心包、膀胱经。

功能主治： 活血调经，利尿消肿，清热解毒。常用于月经不调，痛经经闭，恶露不尽，水肿尿少，疮疡肿毒，皮肤瘾疹等。

使用注意： 孕妇慎用。

临床应用口诀

月经不调第一品，妇人产后服亦良；
水肿尿少水瘀结，跌打损伤兼痈疮。

功效口诀

苦辛微寒益母草，活血调经妇人药；
兼能清热加解毒，利尿消肿也生效。

鉴别口诀

益母方茎有纵沟，对叶轮伞腋下生；
体轻质韧中有髓，味苦气微色灰绿。

怀牛膝

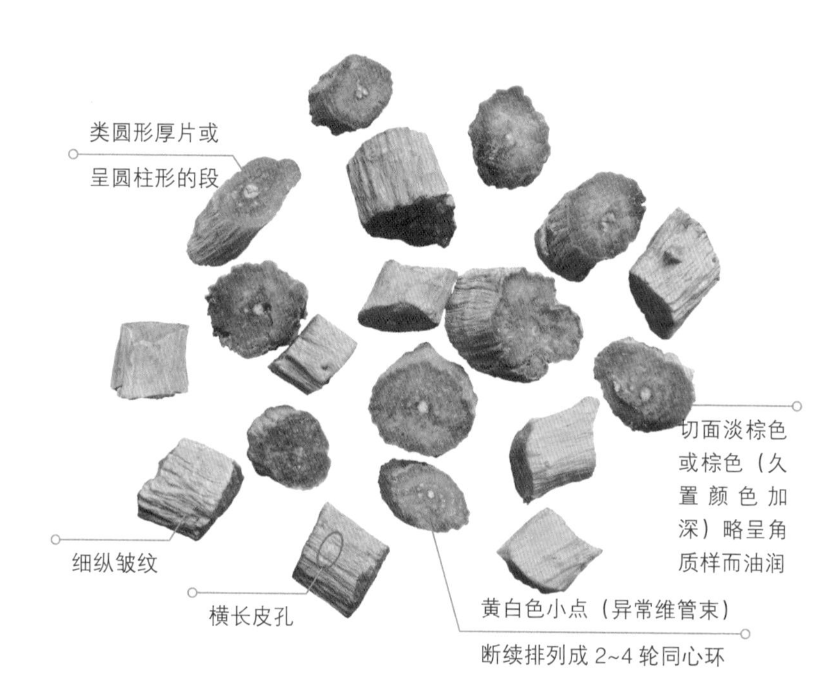
类圆形厚片或
呈圆柱形的段
切面淡棕色
或棕色（久
置颜色加
深）略呈角
质样而油润
细纵皱纹
横长皮孔
黄白色小点（异常维管束）
断续排列成 2~4 轮同心环

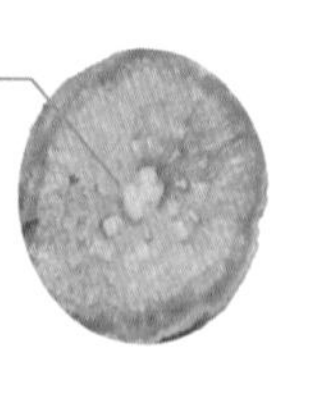
正常维管束
初生木质部二原型
2cm

来源： 为苋科植物牛膝的干燥根。

性味归经： 苦、甘、酸，平。归肝、肾经。

功能主治： 逐瘀通经，补肝肾，强筋骨，利尿通淋，引血下行。常用于经闭，痛经，腰膝酸痛，筋骨无力，淋证，水肿，头痛，眩晕，牙痛，口疮，吐血，衄血等。

使用注意： 因性专下行，孕妇及月经过多者忌服。中气下陷、脾虚泄泻、下元不固、多梦遗精者慎用。

临床应用口诀

淋证水肿小便塞，气火上逆效立显。
经闭痛经或跌伤，腰膝酸痛筋无力；

功效口诀

利尿通淋可配伍，补肝肾中强筋骨。
逐瘀通经效力强，引血下行导热降；

鉴别口诀

角质断面环点纹，微甜后苦有涩味。
牛膝根条圆柱形，色黄柔韧纵皱纹；

第三节　活血疗伤药

马钱子

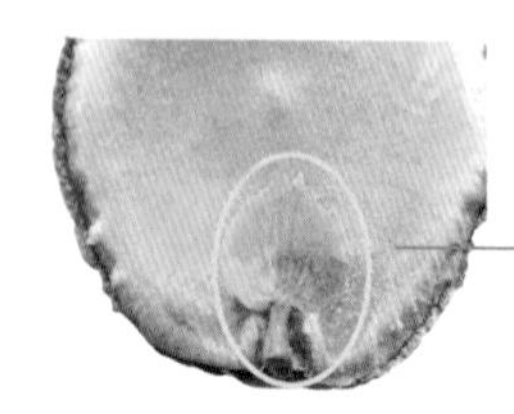

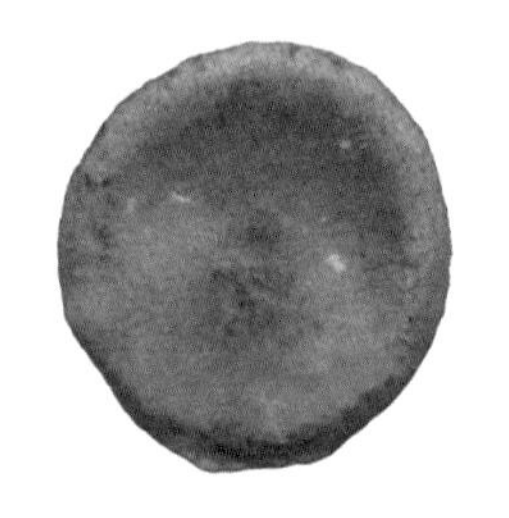

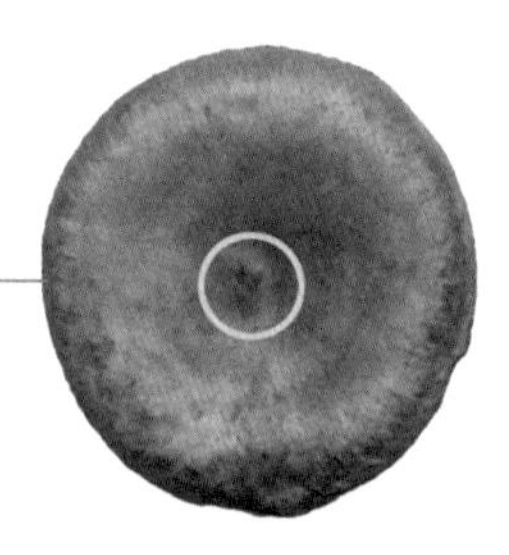

来源：为马钱科植物马钱的干燥成熟种子。

性味归经：苦，温；有大毒。归肝、脾经。

功能主治：通络止痛，散结消肿。常用于跌打损伤，骨折肿痛，风湿顽痹，麻木瘫痪，痈疽疮毒，咽喉肿痛等。

使用注意：炮制后入丸散用；孕妇禁用；不宜多服、久服及生用；运动员慎用；有毒成分能经皮肤吸收，故外用不宜大面积涂敷。

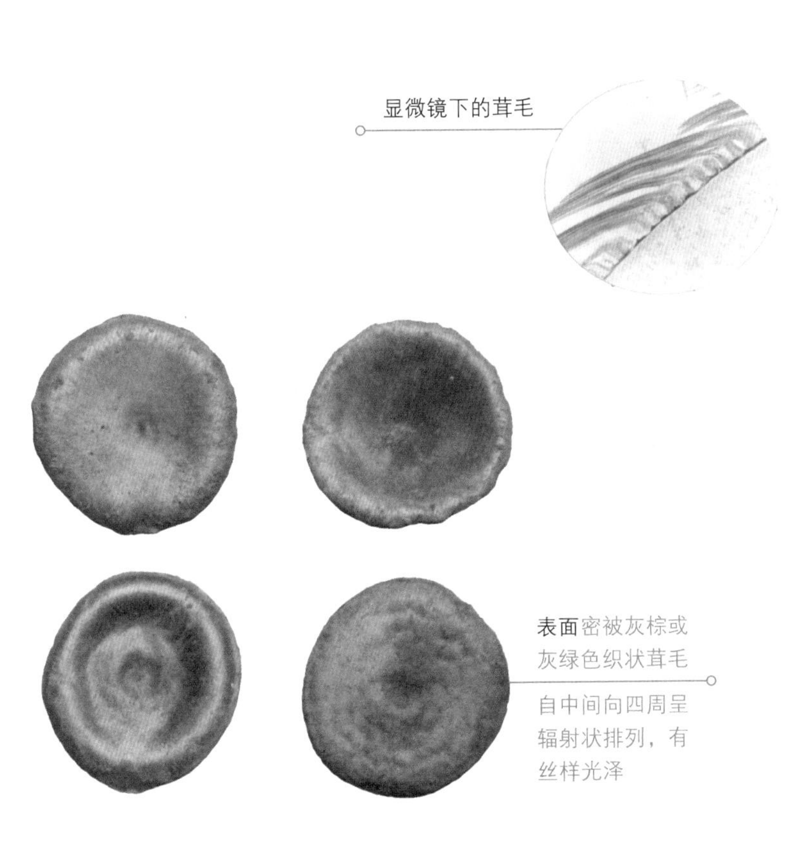

鉴别口诀

马钱扁圆似纽扣，凹凸两面柔毛披；
边缘珠孔胚乳厚，气微味苦有大毒。

功效口诀

苦温大毒牵肌药，通络之效不小瞧；
止痛更是一把手，散结消肿把病消。

临床应用口诀

跌打损伤骨折痛，风湿顽痹或瘫痪，
透达关节通经络；咽喉肿痛痈肿疮，
炮制小量孕妇禁，运动员中要慎用。

土鳖虫

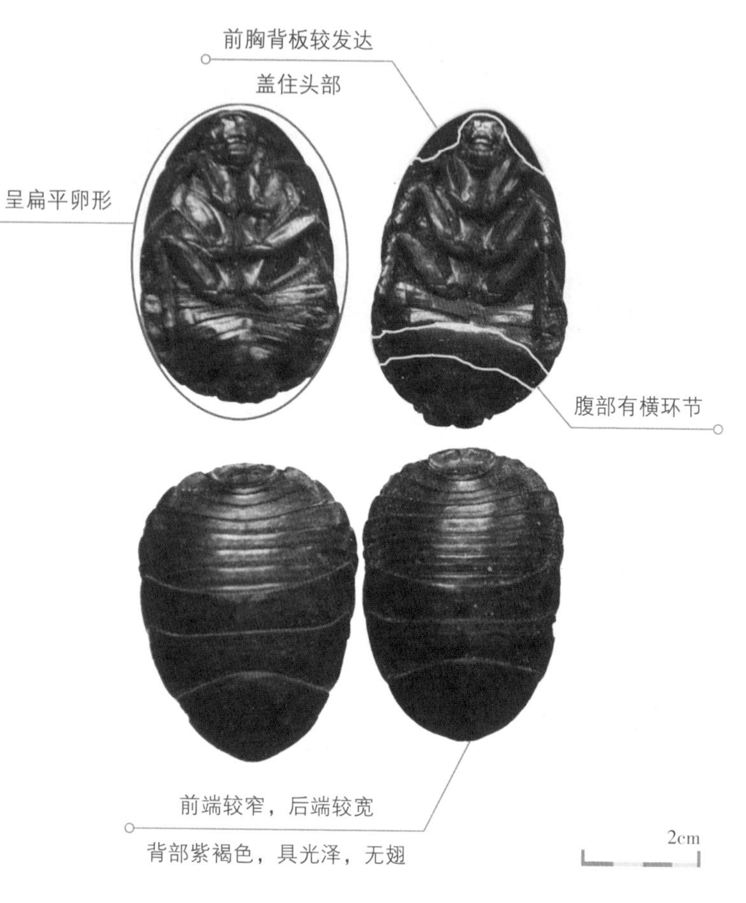

来源： 为鳖蠊科昆虫地鳖或冀地鳖的雌虫干燥体。

性味归经： 咸，寒；有小毒。归肝经。

功能主治： 破血逐瘀，续筋接骨。常用于跌打损伤，筋伤骨折，血瘀经闭，产后瘀阻腹痛，癥瘕痞块等。

使用注意： 孕妇禁用。

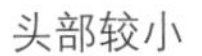

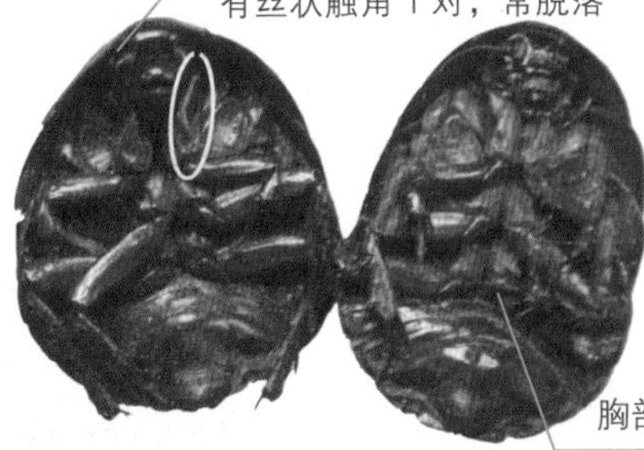

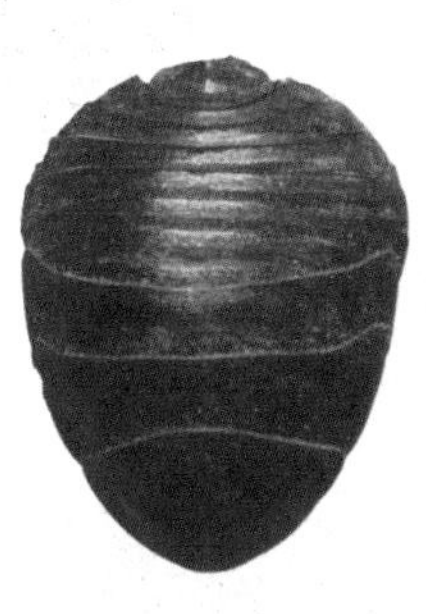

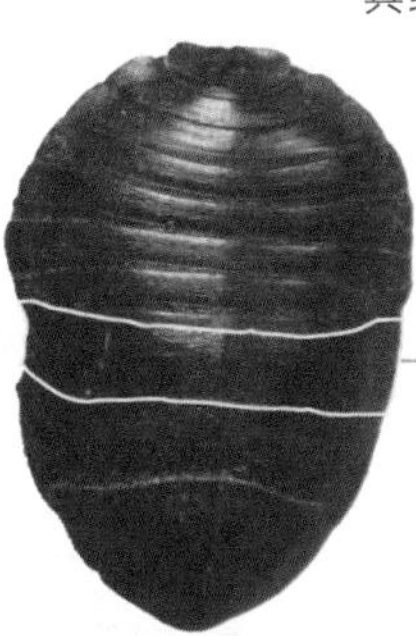

鉴别口诀

土元卵圆如鳖形，头窄尾宽三对足；
九节背甲覆瓦横，质轻松脆气咸腥。

功效口诀

咸寒之品用雌虫，雌雄之虫貌不同；
破血逐瘀效力强，续筋接骨能治伤。

临床应用口诀

跌打损伤筋骨折，血瘀经闭产后痛；
用酒炒香宜丸散，孕妇禁用须牢记。

第四节　破血消癥药

三棱

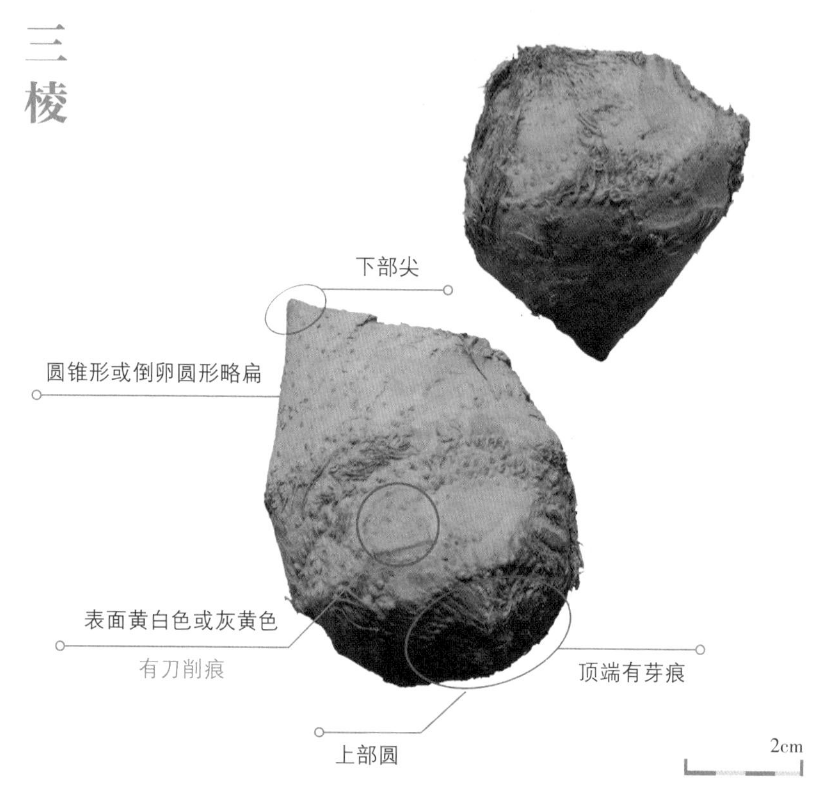

来源： 为黑三棱科植物黑三棱的干燥块茎。

性味归经： 辛、苦，平。归肝、脾经。

功能主治： 破血行气，消积止痛。常用于癥瘕痞块，痛经，瘀血经闭，胸痹心痛，食积胀痛等。

使用注意： 孕妇禁用；不宜与芒硝、玄明粉同用。

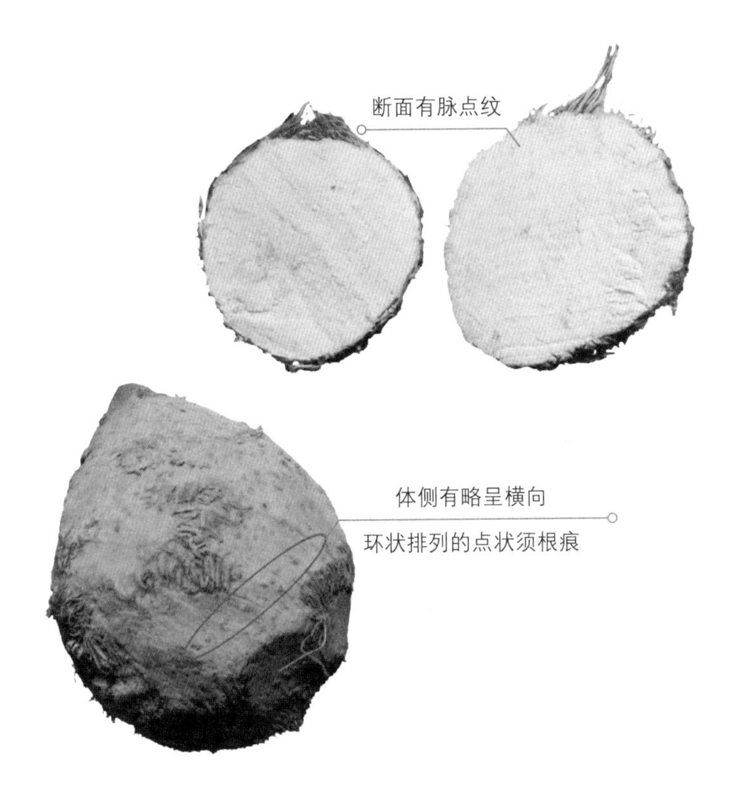

三棱莪术相须用，醋制增效孕妇禁。
癥瘕痞块经闭停，食积气滞腹胀痛；

临床应用口诀

三棱偏重把血破，消积止痛共同有。
辛苦温平通行品，莪术功擅去行气；

功效口诀

点状根痕横环排，体重质坚脉点纹。
黑三棱是圆锥形，灰黄表面刀削痕；

鉴别口诀

莪术

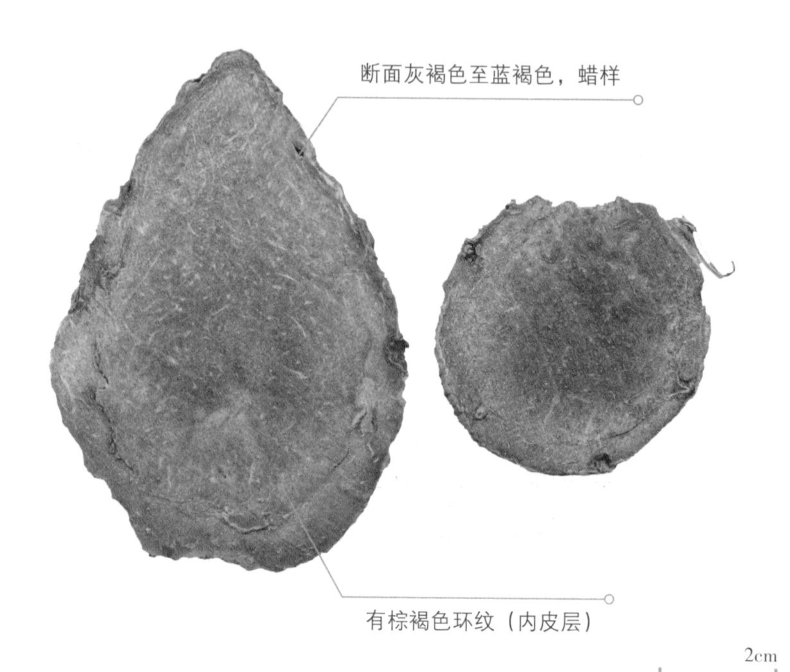

来源：为姜科植物温郁金、广西莪术或蓬莪术的干燥块根。

性味归经：辛、苦，温。归肝、脾经。

功能主治：行气破血，消积止痛。常用于癥瘕痞块，瘀血经闭，胸痹心痛，食积胀痛等。

使用注意：月经过多者慎用，孕妇禁用。

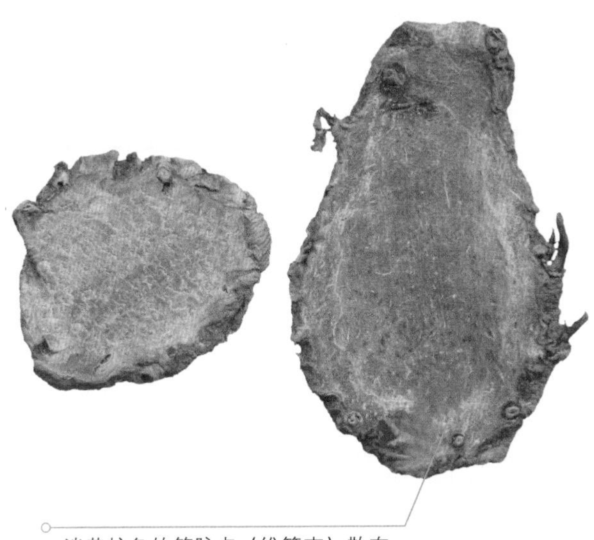

鉴别口诀

莪术圆锥或卵圆，表皮灰黄质坚重；
角质断面蒸煮透，片面棕环筋脉散。

功效口诀

辛苦温平通行品，莪术功擅去行气；
三棱偏重把血破，消积止痛共同有。

临床应用口诀

癥瘕痞块经闭停，食积气滞腹胀痛；
三棱莪术相须用，醋制增效孕妇禁。

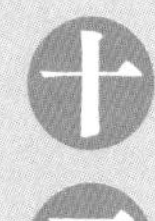

第十三章

化痰止咳平喘药

PART THIRTEEN

第一节 温化寒痰药

半夏

顶端凹陷及须根痕
类球形，有的稍偏斜
表面白色或浅黄色
1cm

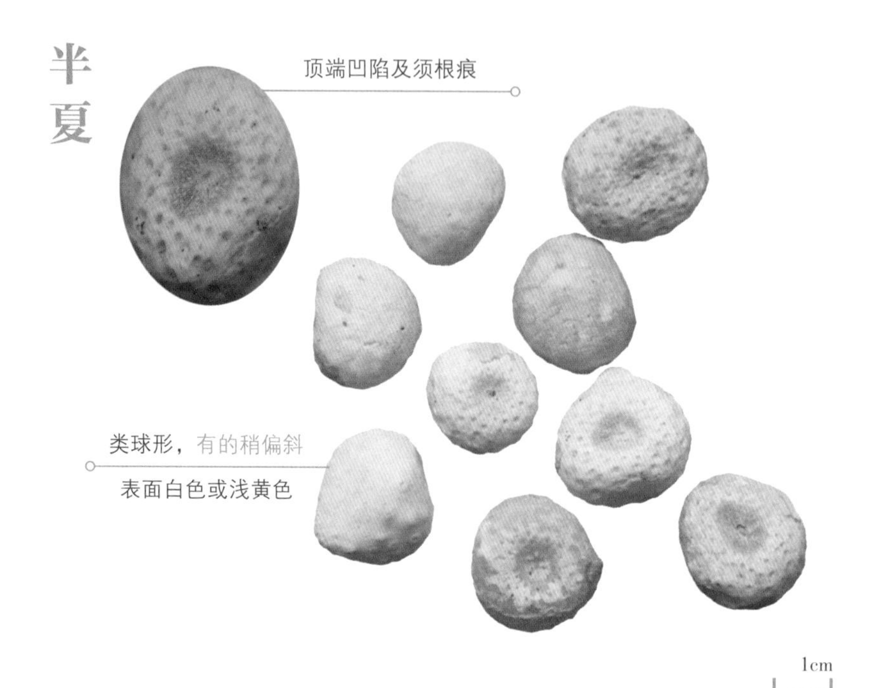

来源： 为天南星科植物半夏的干燥块茎。

性味归经： 辛、温；有毒。归脾、胃、肺经。

功能主治： 燥湿化痰，降逆止呕，消痞散结。常用于湿痰、寒痰，咳喘痰多，痰饮眩悸，风痰眩晕，痰厥头痛，呕吐反胃，胸脘痞闷，梅核气等；外治痈肿痰核，常用于消肿止痛等。

使用注意： 不宜与川乌、制川乌、草乌、制草乌、附子同用。其性温燥，阴虚燥咳、血证、热痰、燥痰者应慎用。外用适量，磨汁涂或研末以酒调敷患处。

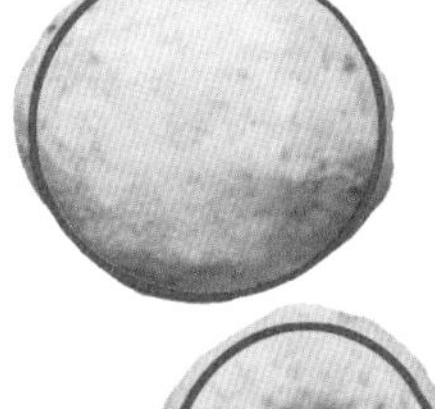

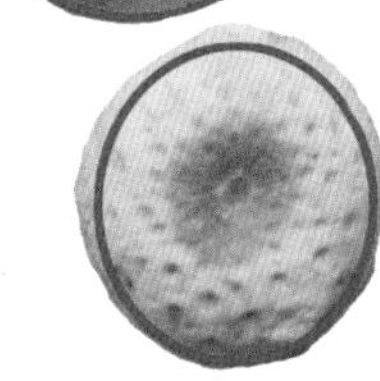

胸脘痞闷梅核气，痈疽肿毒兼瘰疬。

临床应用口诀

寒痰湿痰均擅长，胃气上逆配生姜；

降逆止呕效突出，消痞散结兼消肿。

功效口诀

辛温有毒六陈药，燥湿化痰尤擅长；

质坚色白有粉性，味辛麻舌又刺喉。

鉴别口诀

半夏圆球稍偏斜，麻点凹陷光滑钝；

第二节　清化热痰药

桔梗

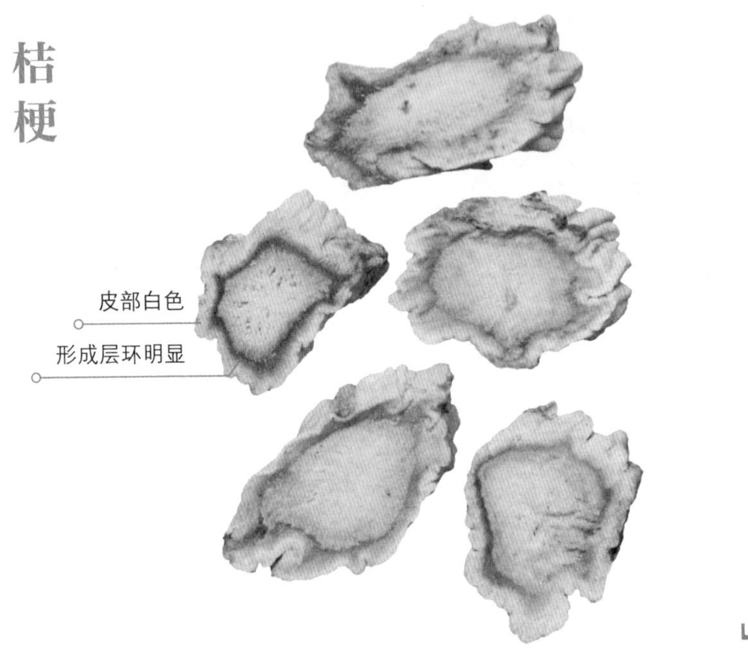

金井玉栏：桔梗药材皮部白色，木部淡黄色，形成层环明显，习称金井玉栏。

来源： 为桔梗科植物桔梗的干燥根。趁鲜剥去外皮或不去外皮，干燥。

性味归经： 苦、辛，平。归肺经。

功能主治： 宣肺利咽，祛痰排脓。常用于咳嗽痰多，胸闷不畅，咽痛音哑，肺痈吐脓等。

使用注意： 因性升散，凡气机上逆、呕吐、呛咳、眩晕、阴虚火旺咳血者不宜用。

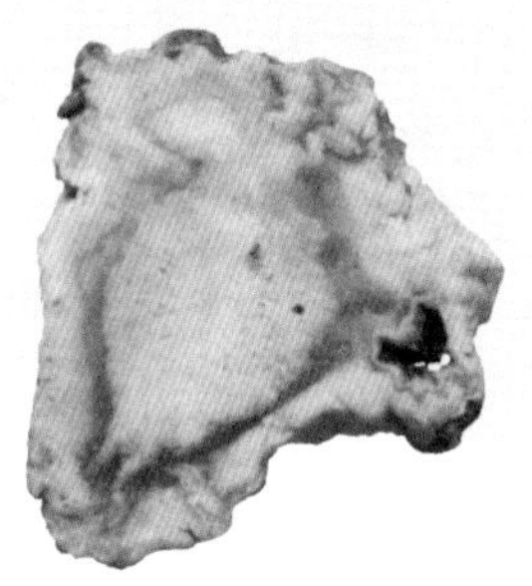

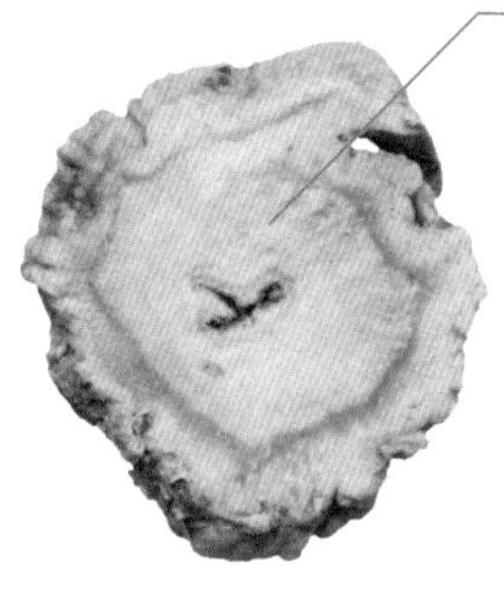

鉴别口诀

桔梗根呈长圆形，纵沟芦头半月痕；
质硬断面有裂隙，皮白心黄环纹清。

功效口诀

舟楫之剂苦辛平，宣肺祛痰咳嗽停；
利咽开音疗咽哑，通利肺气又排脓。

临床应用口诀

咳嗽痰多寒热佳，咽痛失音为主力；
肺痈排脓有疗效，开宣肺气二便利。

川贝母

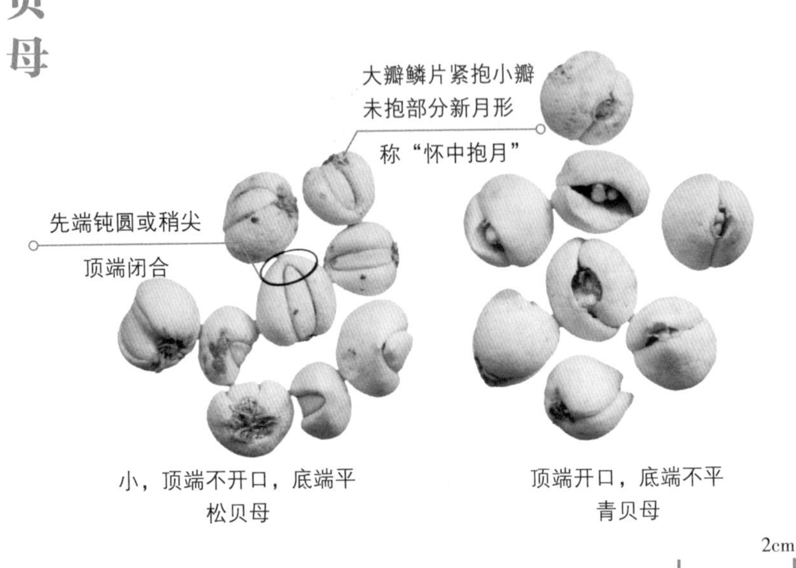

来源：为百合科植物川贝母、暗紫贝母、甘肃贝母、梭砂贝母、太白贝母或瓦布贝母的干燥鳞茎。按药材性状的不同分别习称“松贝”“青贝”“炉贝”和“栽培品”。

性味归经：苦、甘，微寒。归肺、心经。

功能主治：清热润肺，化痰止咳，散结消痈。常用于肺热燥咳，干咳少痰，阴虚劳嗽，痰中带血，瘰疬，乳痈，肺痈等。

使用注意：不宜与川乌、制川乌、草乌、制草乌、附子同用。脾胃虚寒及有湿痰者不宜用。

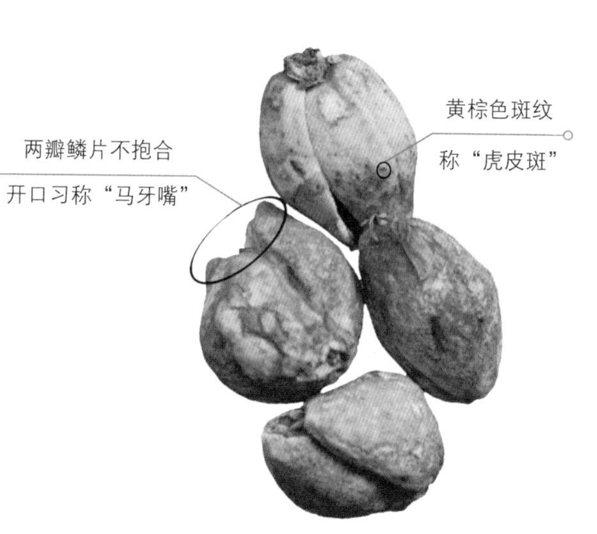

炉贝母

鉴别口诀

松贝圆锥怀抱月，青贝抱合顶开裂；
炉贝马牙虎皮斑，质硬而脆富粉足。

功效口诀

甘寒之品喜润肺，苦味能使热痰清；
止咳又增其疗效，散结消痈有佳效。

临床应用口诀

肺热燥咳或阴虚，内伤久咳最适宜；
瘰疬之结用其散，疮痈肿毒一起消。

浙贝母

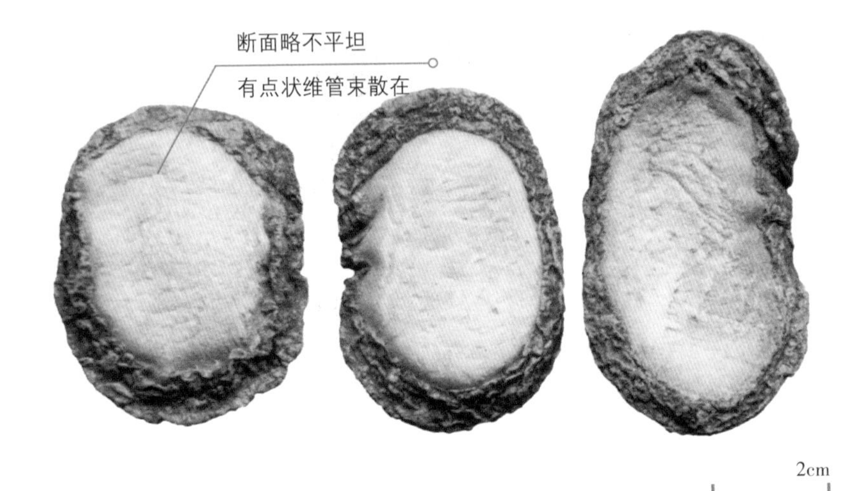

来源： 为百合科植物浙贝母的干燥鳞茎。商品规格中大小分开，大者除去心芽，习称“大贝”；小者不去心芽，习称“珠贝”。

性味归经： 苦，寒。归肺、心经。

功能主治： 清热化痰止咳，解毒散结消痈。常用于风热咳嗽，痰火咳嗽，肺痈，乳痈，瘰疬，疮毒等。

使用注意： 不宜与川乌、制川乌、草乌、制草乌、附子同用。脾胃虚寒及有湿痰者不宜用。

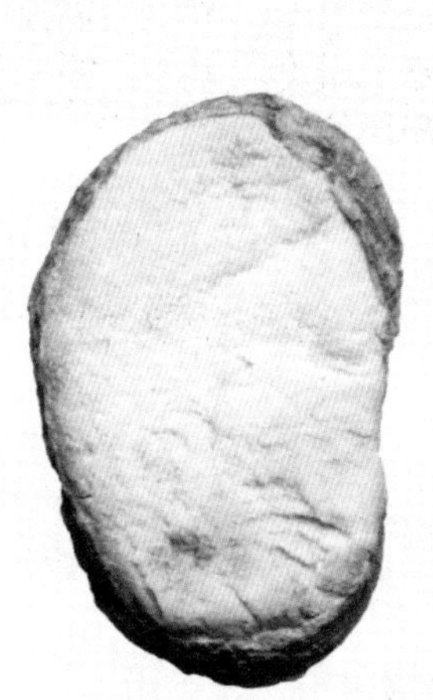
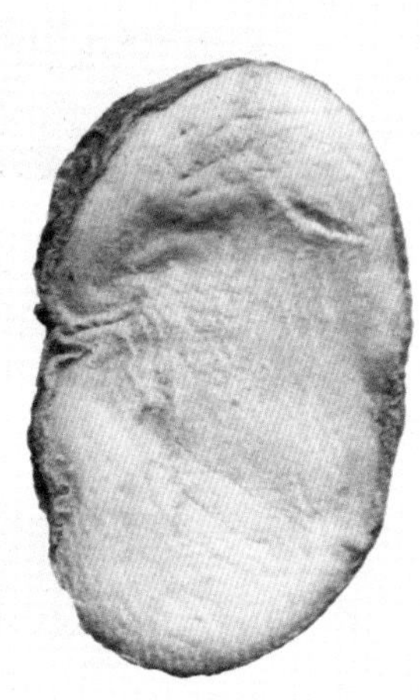

鉴别口诀

浙贝形似算盘珠，鳞片肥厚瓣互抱；
规格珠贝元宝状，质脆易断粉性足。

功效口诀

苦寒之药偏清泻，清热化痰止咳著；
解毒散结浙贝母，临床川浙要分开。

临床应用口诀

风热咳嗽痰火盛，瘰疬瘿瘤有结节；
疮毒肿痛效果佳，使用避开乌头药。

瓜蒌

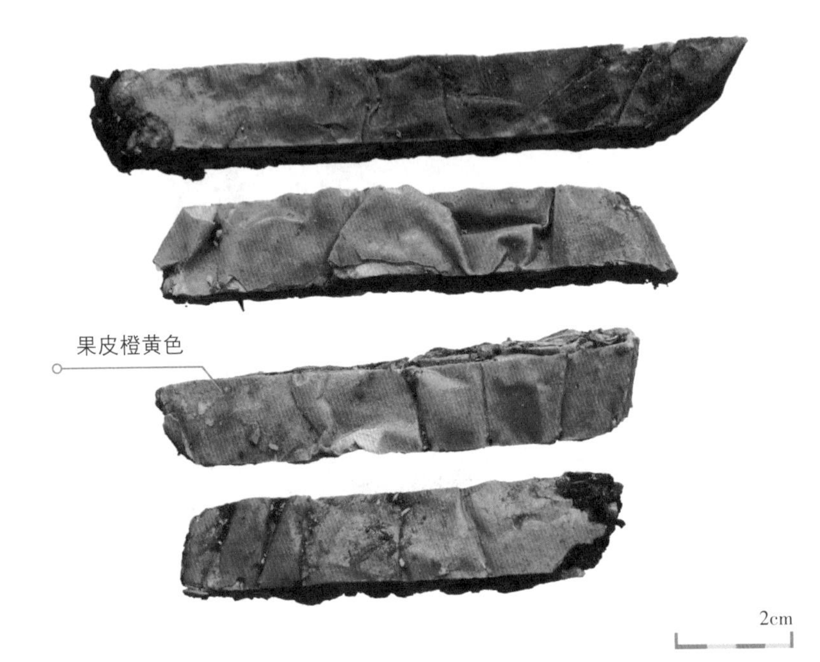

来源： 为葫芦科植物栝楼或双边栝楼的干燥成熟果实。

性味归经： 甘、微苦，寒。归肺、胃、大肠经。

功能主治： 清热涤痰，宽胸散结，润燥滑肠。常用于肺热咳嗽，痰浊黄稠，胸痹心痛，结胸痞满，乳痈，肺痈，肠痈，大便秘结等。

使用注意： 不宜与川乌、制川乌、草乌、制草乌、附子同用。脾虚便溏者及寒痰、湿痰者忌用。

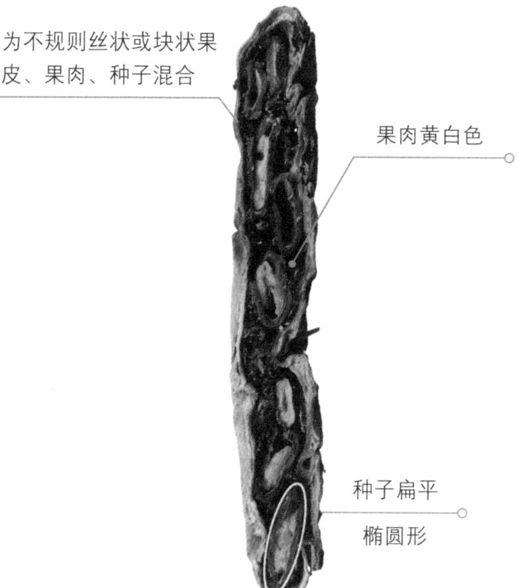

鉴别口诀

瓜蒌果实圆球形，皮薄蜡质光泽亮；
质脆易破焦糖气，果瓤胶粘子相连。

功效口诀

甘寒微苦混合效，瓜仁润燥壳主散，清热涤痰效果显；
宽胸散结为要药，润燥滑肠有良效，十八反中叛乌头。

临床应用口诀

肺热咳嗽痰色黄，胸痹心痛结胸证；
肺痈乳痈肠痈同，大便秘结可应用。

第三节　止咳平喘药

苦杏仁

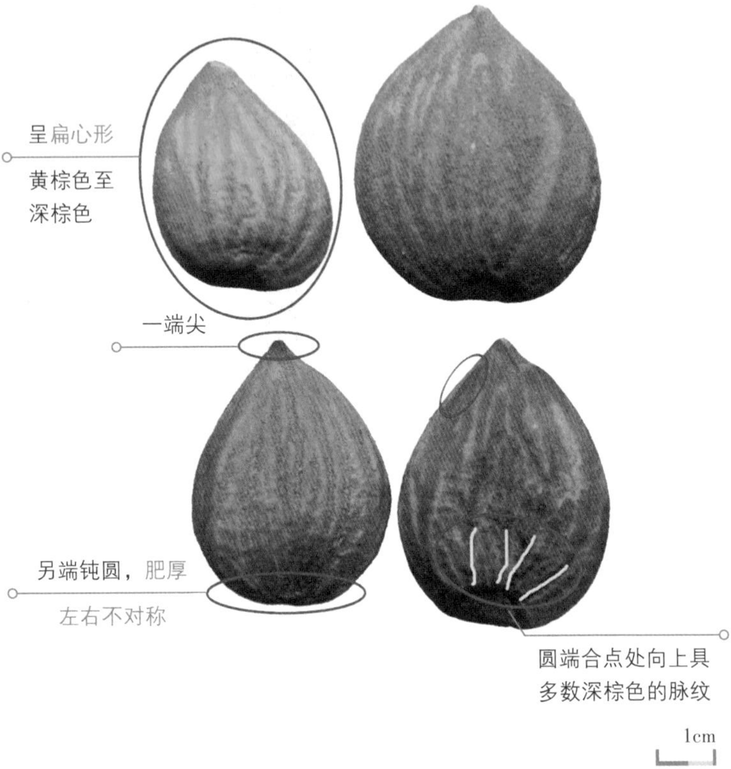

呈扁心形

黄棕色至
深棕色

一端尖

另端钝圆，肥厚

左右不对称

圆端合点处向上具
多数深棕色的脉纹

1cm

来源：为蔷薇科植物山杏、西伯利亚杏、东北杏或杏的干燥成熟种子。

性味归经：苦，微温；有小毒。归肺、大肠经。

功能主治：降气止咳平喘，润肠通便。常用于咳嗽气喘，胸满痰多，肠燥便秘等。

使用注意：阴虚咳喘及大便溏泻者忌用。本品有小毒，用量不宜过大；婴儿慎用。

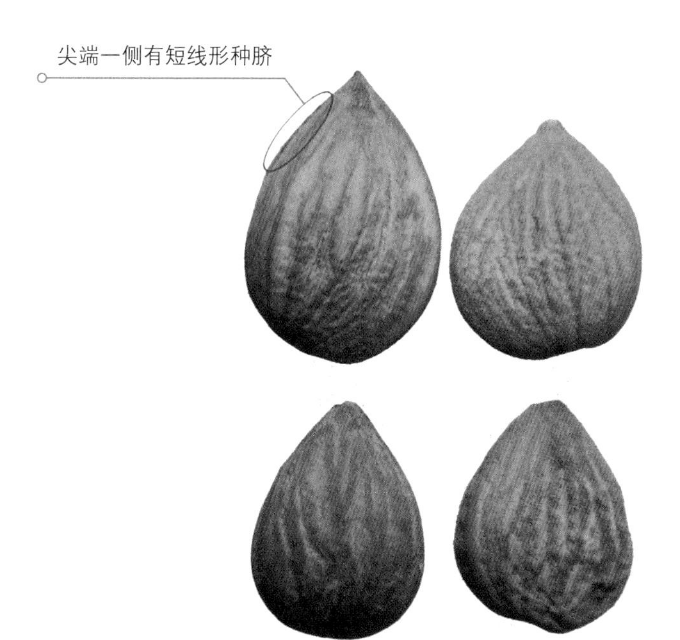

临床应用口诀

生品入煎宜后入，婴儿慎用有小毒。
新久寒热咳嗽喘，肠燥便秘润肠丸；

功效口诀

降气止咳兼平喘，质润通便又润肠。
杏林传说美名扬，苦味能把肺气降；

鉴别口诀

皮薄粗糙色黄棕，圆端合点起纵纹。
杏仁偏心不对称，顶端略尖基钝圆；

紫苏子

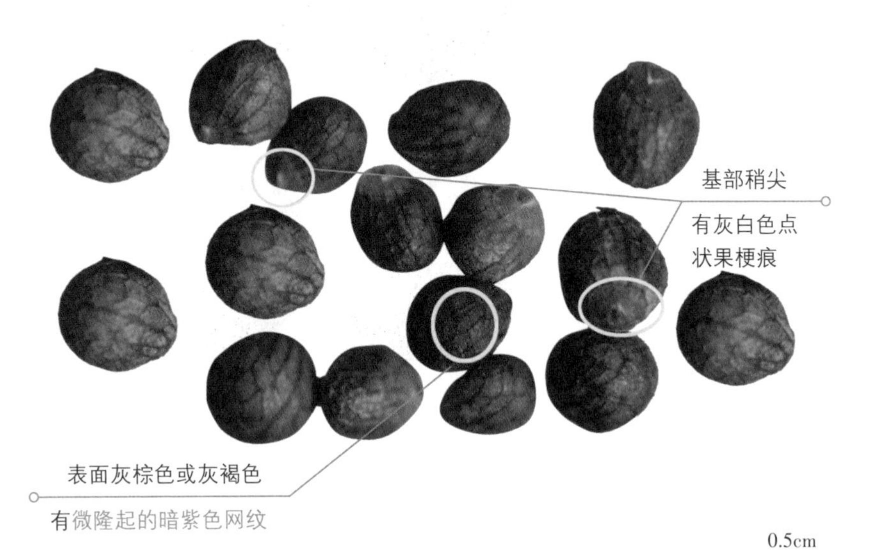

来源： 为唇形科植物紫苏的干燥成熟果实。

性味归经： 辛，温。归肺、大肠经。

功能主治： 降气化痰，止咳平喘，润肠通便。常用于痰壅气逆，咳嗽气喘，肠燥便秘等。

使用注意： 阴虚喘咳及脾虚便溏者慎用。

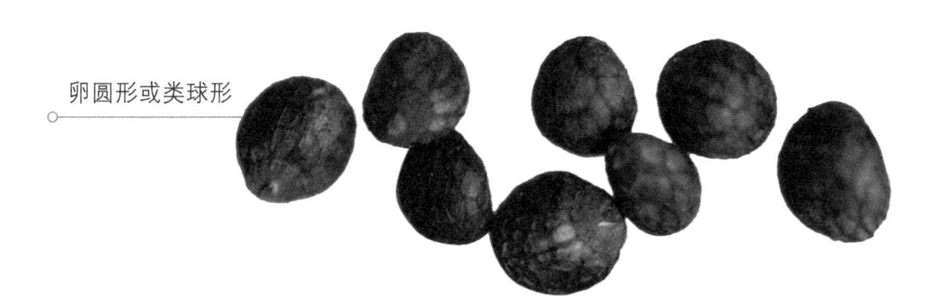

鉴别口诀

苏子灰褐类圆球，尖凸基有果梗痕；
暗紫网纹微隆起，薄脆种皮油性足。

功效口诀

辛温之品入肺经，降气平喘咳嗽清；
润肠通便配伍用，力能消痰理痰壅。

临床应用口诀

痰壅气逆咳嗽喘，各类配伍都可用；
肠燥便秘为佳品，食疗药物两相宜。

第十四章

安神药

PART FOURTEEN

第一节　重镇安神药

朱砂

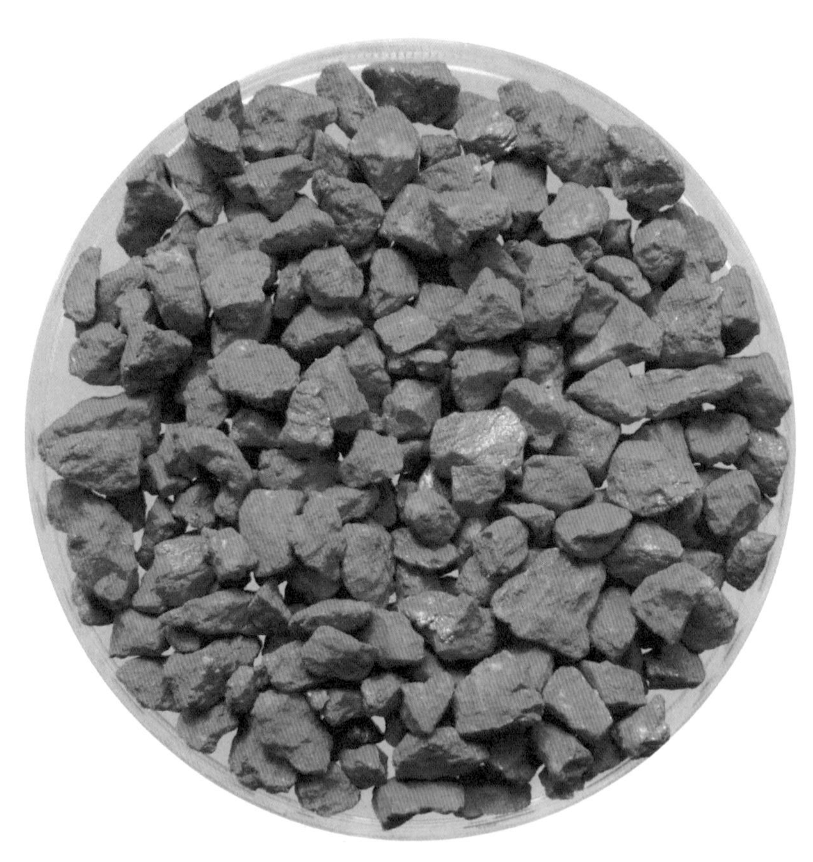

呈颗粒状或块片状，鲜红色或暗红色，具光泽

2cm

来源： 为硫化物类矿物辰砂族辰砂，主含硫化汞（HgS）。

性味归经： 甘，微寒；有毒。归心经。

功能主治： 清心镇惊，安神明目解毒。常用于心悸易惊，失眠多梦，癫痫发狂，小儿惊风，视物昏花，口疮，喉痹，疮疡肿毒等。

使用注意： 有毒，内服不可过量或持续服用，孕妇及肝功能不全者禁服。

临床应用口诀

视物昏花配磁石，疮痈肿毒口疮良。
心神不宁兼失常，心悸失眠癫痫狂；

功效口诀

清心镇惊安神效，明目解毒又一药。
色红有毒入心经，味甘来自《本草经》；

鉴别口诀

火煅析汞赛砒霜，清热解毒镇心神。
朱砂水飞红细粉，朱宝镜面豆瓣分；

龙骨

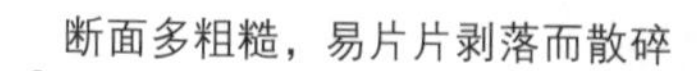

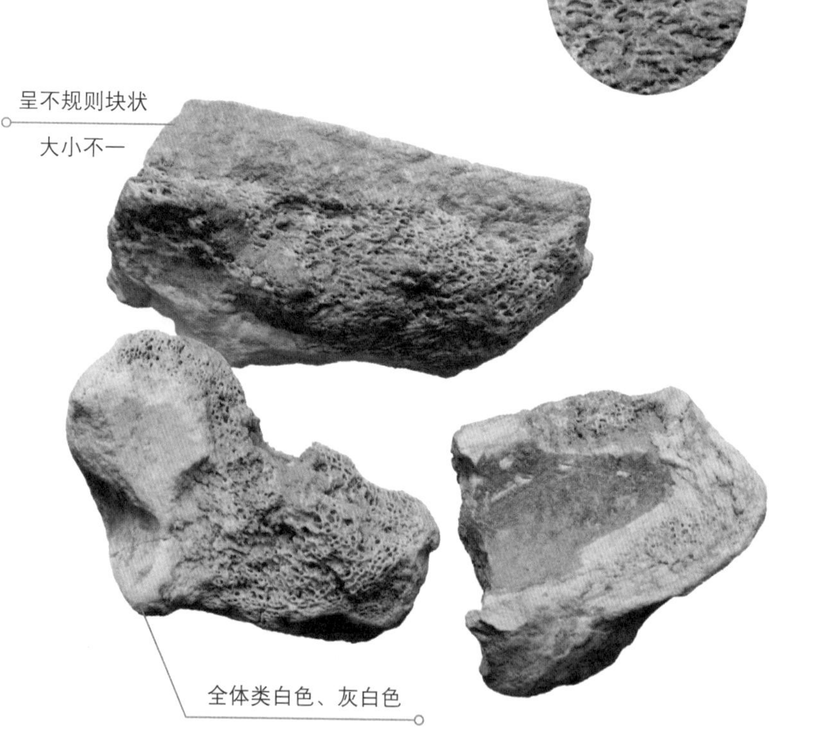

来源： 为古代哺乳动物如三趾马、犀类、鹿类、牛类、象类等的骨骼化石或象类门齿的化石。前者习称“龙骨”，后者习称“五花龙骨”。

性味归经： 甘、涩，平。归心、肝、肾经。

功能主治： 镇惊安神，平肝潜阳，收敛固涩，收湿敛疮。常用于心神不宁，心悸失眠，惊痫癫狂，肝阳上亢，头晕目眩，滑脱诸证，湿疮湿疹，疮疡溃后不敛等。

使用注意： 湿热积滞者不宜使用。

临床应用口诀

安神潜阳用生品，收敛固涩选煅制。
正虚滑脱诸证显，此药配伍宜先煎；
心神不宁兼惊痫，肝阳上亢头晕眩；

功效口诀

收敛固涩全面药，固精止带敛湿疮。
镇惊安神常用药，平肝潜阳有佳效；

鉴别口诀

质地酥脆蜂窝孔，无臭无味舔吸舌。
龙骨化石是骨骼，红棕蓝灰有五花；

第二节　养心安神药

酸枣仁

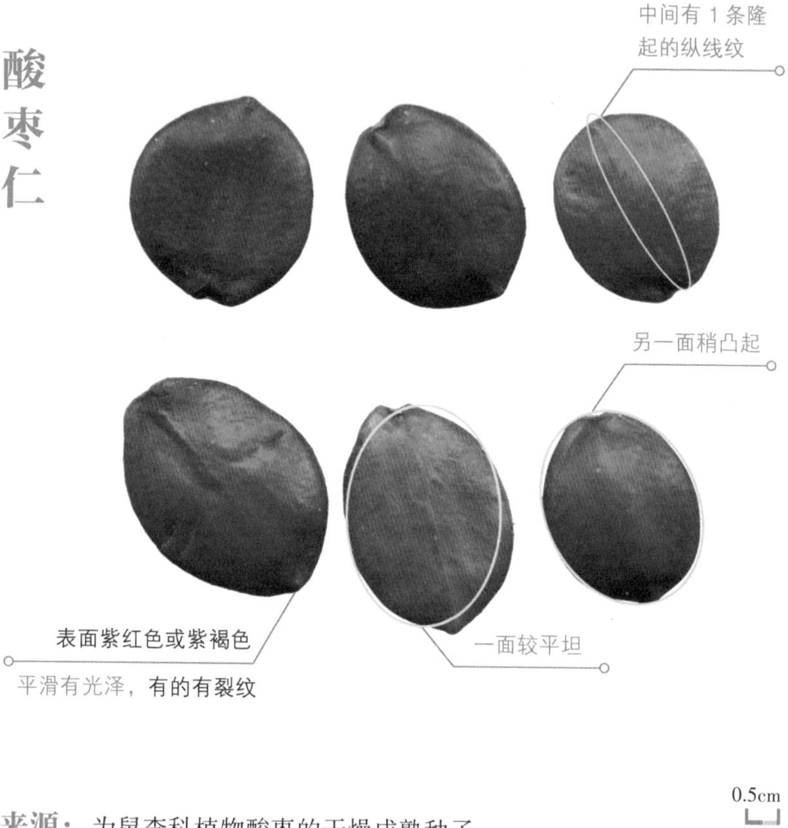

中间有1条隆起的纵线纹

另一面稍凸起

表面紫红色或紫褐色

平滑有光泽，有的有裂纹

一面较平坦

0.5cm

来源： 为鼠李科植物酸枣的干燥成熟种子。

性味归经： 甘、酸，平。归肝、胆、心经。

功能主治： 养心补肝，宁心安神，敛汗生津。常用于虚烦不眠，惊悸多梦，体虚多汗，津伤口渴等。

使用注意： 凡实邪郁火及滑泄者慎服。

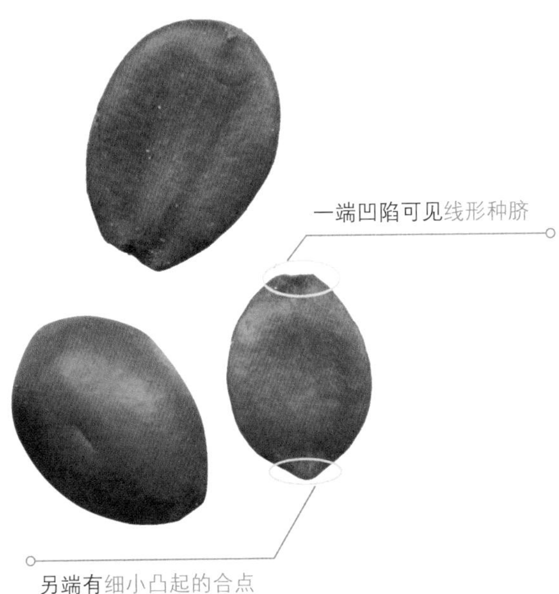

鉴别口诀

酸枣仁扁椭圆形，一面凸起另面平；
紫红光面纵线隆，还有凹脐合点凸。

功效口诀

甘酸之品性平和，养心补肝效持久；
收敛止汗固体表，生津止渴疗效佳。

临床应用口诀

虚烦不眠难安卧，体虚多汗津伤渴；
惊悸多梦此有功，宁心安神显佳效。

第十五章 平肝息风药

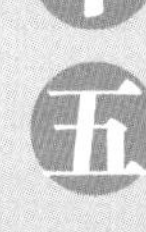

PART FIFTEEN

第一节　平抑肝阳药

牡蛎

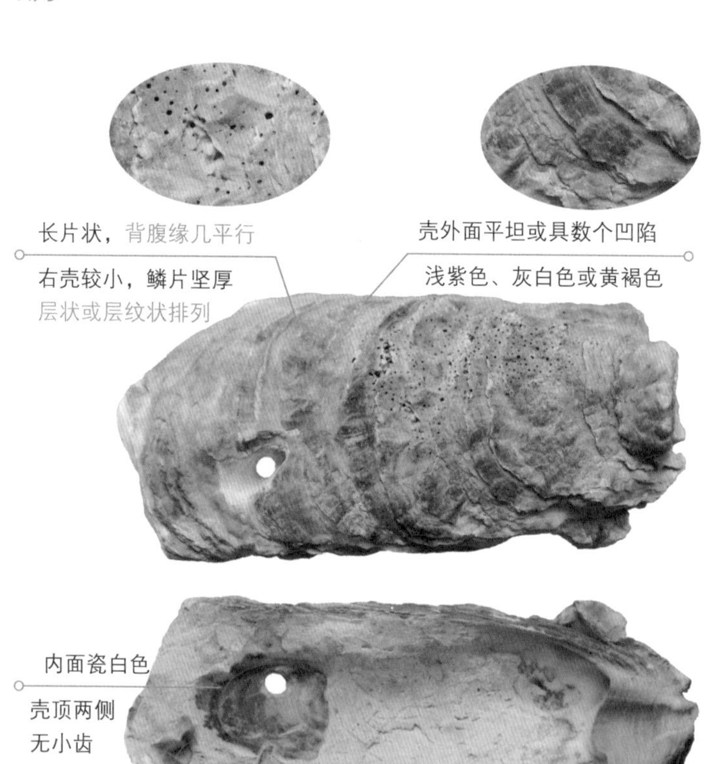
长片状，背腹缘几平行
右壳较小，鳞片坚厚
层状或层纹状排列
壳外面平坦或具数个凹陷
浅紫色、灰白色或黄褐色
内面瓷白色
壳顶两侧
无小齿
断面层状，洁白
5cm

来源： 为牡蛎科动物长牡蛎、大连湾牡蛎或近江牡蛎的贝壳。

性味归经： 咸，微寒。归肝、胆、肾经。

功能主治： 生用：重镇安神，潜阳补阴，软坚散结，常用于惊悸失眠、眩晕耳鸣、瘰疬痰核、癥瘕痞块等。煅用：收敛固涩，制酸止痛，常用于自汗盗汗、遗精滑精、崩漏带下、胃痛吞酸等。

使用注意： 不宜多服、久服，易引起便秘和消化不良；体虚多寒者忌用。

鉴别口诀

牡蛎三角长卵圆，淡紫灰白黄褐色；
外壳层状厚薄异，内面瓷白断有层。

功效口诀

咸寒之品入肝肾，潜阳补阴止眩晕，重镇安神亦有效；
软坚散结化痰瘀，收敛固涩用煅品，制酸止痛效立显。

临床应用口诀

龙骨牡蛎一药对，安神潜阳兼收涩，生用煅用效不同；
肝阳上亢致眩晕，惊悸失眠心不安，瘰疬痰核或癥瘕；
自汗盗汗肾气脱，遗精滑精崩漏下，胃痛吞酸宜先煎。

第二节 息风止痉药

牛黄

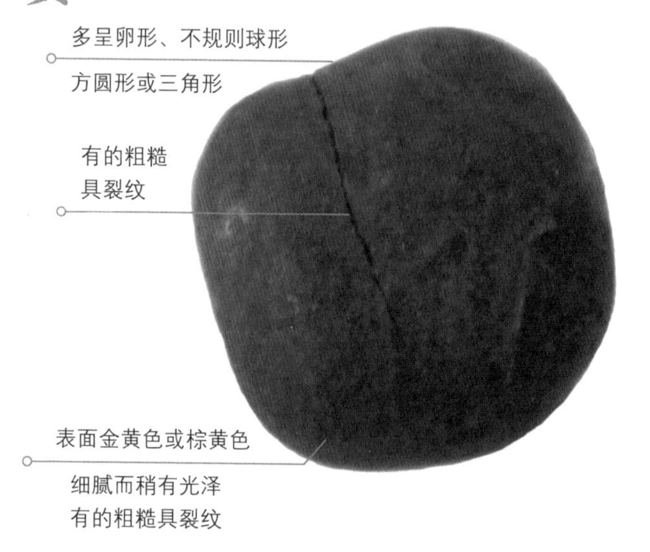

来源： 为脊索动物门哺乳纲牛科动物黄牛的干燥胆结石（少数为胆管、肝管结石）。习称“天然牛黄”。

性味归经： 甘，凉。归心、肝经。

功能主治： 清心，豁痰，开窍，凉肝，息风，解毒。常用于热病神昏，中风痰迷，惊痫抽搐，癫痫发狂，咽喉肿痛，口舌生疮，痈肿疔疮等。

使用注意： 非实热证者不宜用，孕妇慎用。

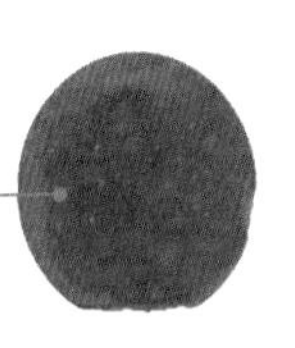

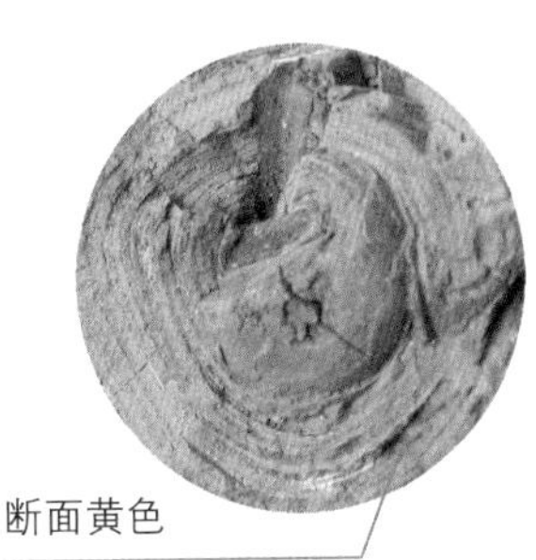

鉴别口诀

牛黄色黄龟裂纹，挂甲乌金辨真伪；
体轻质酥层状裂，先苦后甜气清凉。

功效口诀

凉肝息风有奇效，清心豁痰主力药；
开窍醒神急服用，清热解毒治疮痈。

临床应用口诀

各类热病惊痫狂，中风神昏痰迷心，咽喉肿痛口舌疮；
痈肿疔疮之良药，谨记须对热证下，宜入丸散孕妇慎。

天麻

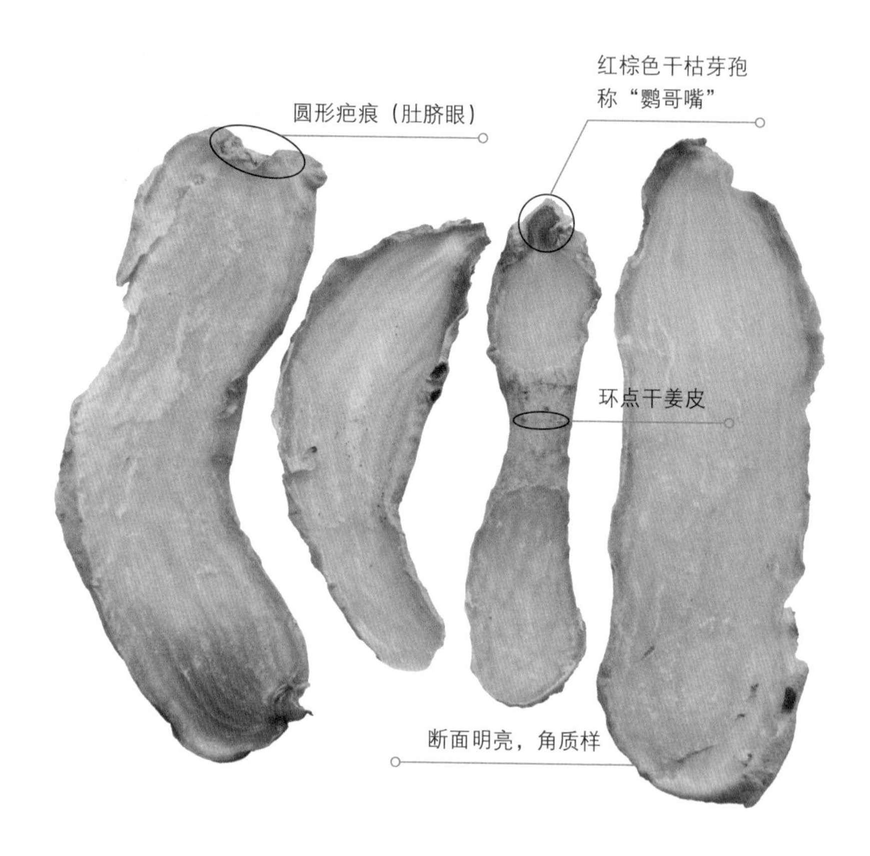

来源： 为兰科植物的干燥块茎。

性味归经： 甘，平。归肝经。

功能主治： 息风止痉，平抑肝阳，祛风通络。常用于小儿惊风，癫痫抽搐，破伤风，头痛眩晕，手足不遂，肢体麻木，风湿痹痛等。

使用注意： 气血虚甚者慎服。

临床应用口诀

中风不遂风湿病，寒热虚实均可用。
癫痫破伤小儿风，肝阳上亢头痛眩；

功效口诀

平抑肝阳得益彰，祛风通络兼止痛。
甘平之品无根草，息风止痉定风效；

鉴别口诀

外有环点干姜皮，松香断面角质平。
天麻弯曲长扁圆，鹦哥嘴与肚脐眼；

钩藤

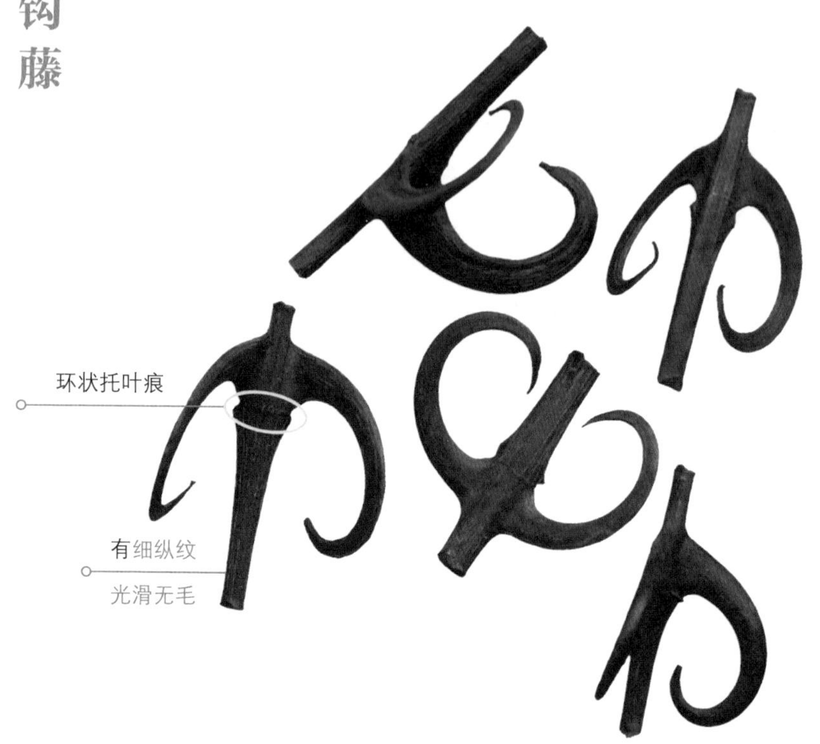

来源： 为茜草科植物钩藤、大叶钩藤、毛钩藤、华钩藤或无柄果钩藤的干燥带钩茎枝。

性味归经： 甘，凉。归肝、心包经。

功能主治： 息风定惊，清热平肝。常用于肝风内动，惊痫抽搐，高热惊厥，感冒夹惊，小儿惊啼，妊娠子痫，头痛眩晕等。

使用注意： 脾胃虚寒、慢惊风者慎用。无火者勿服。

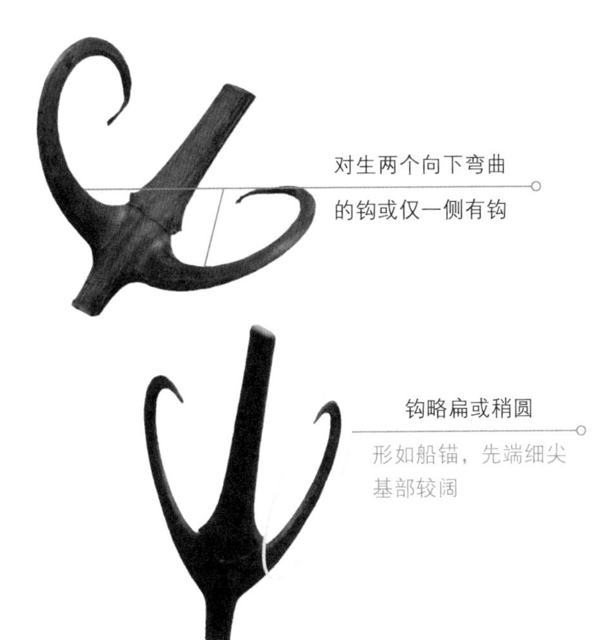

鉴别口诀

钩藤茎枝圆柱形，茎节环痕有钩生；
单双钩皆似船锚，髓部黄白或中空。

功效口诀

植物平肝药质润，甘凉之品效果佳；
息风定惊高热起，清热平肝清泻方。

临床应用口诀

肝风内动惊厥动，此药小儿最适合；
感冒夹惊夜不安，头痛眩晕肝火旺。

第十六章 开窍药

PART SIXTEEN

麝香

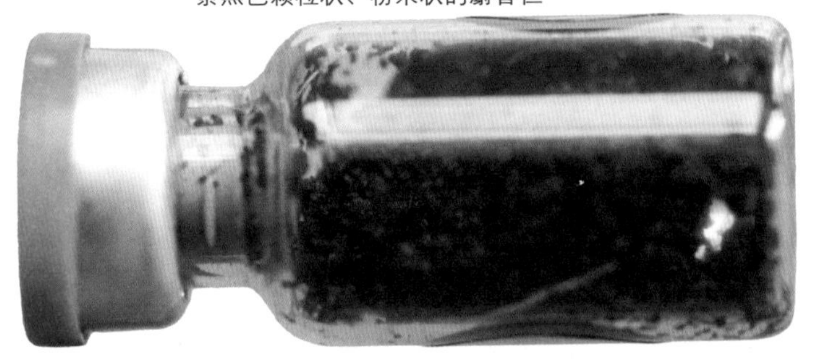

来源： 为鹿科动物林麝、马麝或原麝成熟雄体香囊中的干燥分泌物。

性味归经： 辛，温。归心、脾经。

功能主治： 开窍醒神，活血通经，消肿止痛。常用于热病神昏，中风痰厥，气郁暴厥，中恶昏迷，经闭，癥瘕，难产死胎，胸痹心痛，心腹暴痛，跌扑伤痛，痹痛麻木，痈肿瘰疬，咽喉肿痛等。

使用注意： 孕妇禁用。多入丸散用。

临床应用口诀

痈肿咽痛瘰疬消，量小宜入丸与散，孕妇禁用要知道。
热病神昏诸厥证，无论寒闭与热闭，瘀血重症用麝香；

功效口诀

活血通经药性猛，消肿止痛效力佳。
古今开窍第一品，开窍醒神之要药；

鉴别口诀

香仁颗粒或粉末，气香特异味苦辣。
毛壳麝香椭圆球，正面皮革短毛生；

第/十七/章

补虚药

PART SEVENTEEN

第一节　补气药

人参

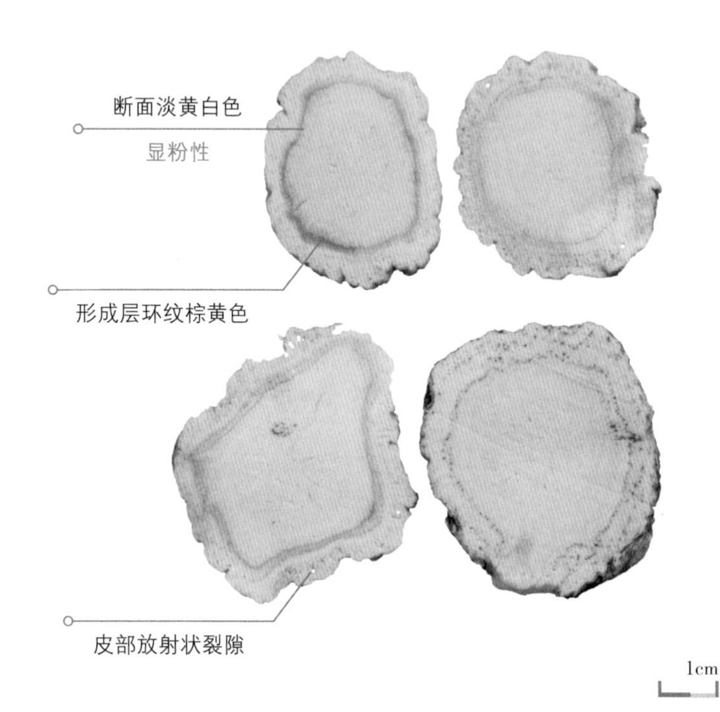

来源： 为五加科植物人参的干燥根。

性味归经： 甘、微苦，微温。归脾、肺、心、肾经。

功能主治： 大补元气，复脉固脱，补脾益肺，生津养血，安神益智。常用于体虚欲脱，肢冷脉微，脾虚食少，肺虚喘咳，津伤口渴，内热消渴，气血亏虚，久病虚羸，惊悸失眠，阳痿宫冷等。

使用注意： 不宜与藜芦、五灵脂同用。

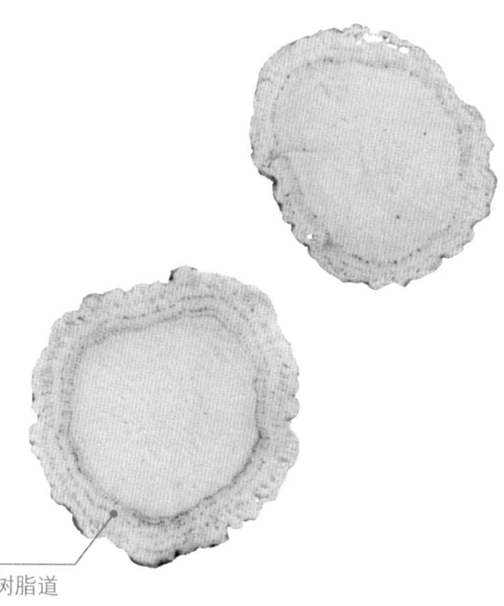

皮部有黄棕色的点状树脂道

鉴别口诀

园参圆柱色黄白，芦短碗稀横纹疏；
黄白切片棕油点，特异清香苦甘甜。

功效口诀

甘温补气领军药，大补元气复脉脱，补脾益肺兼心肾；
生津养血又一效，安神益智疗健忘，扶正祛邪固正气。

临床应用口诀

体虚欲脱脉微弱，脾虚肺虚与肾虚，心气不足神不安；
津伤口渴兼消渴，气血亏虚多不足，气虚外感用此药。

黄芪

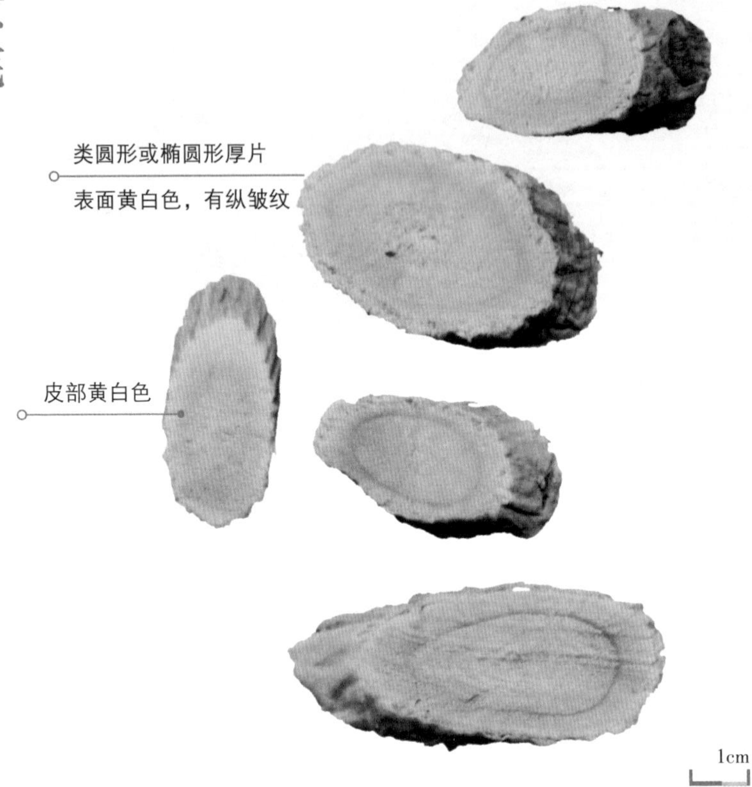

来源：为豆科植物蒙古黄芪或膜荚黄芪的干燥根。

性味归经：甘，微温。归肺、脾经。

功能主治：补气升阳，固表止汗，利水消肿，生津养血，行滞通痹，托毒排脓，敛疮生肌。常用于气虚乏力，食少便溏，中气下陷，久泻脱肛，便血崩漏，表虚自汗，气虚水肿，内热消渴，血虚萎黄，半身不遂，痹痛麻木，痈疽难溃，久溃不敛等。

使用注意：气血不足、中气下陷、脾肺气虚者多用蜜炙黄芪。

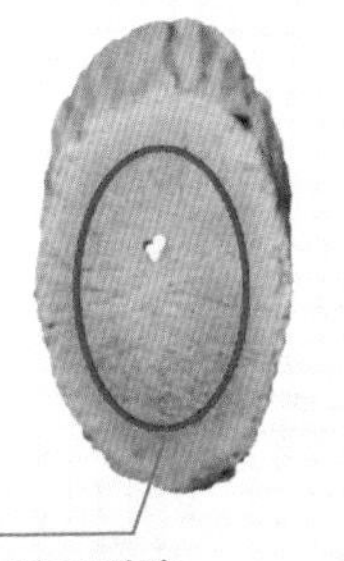
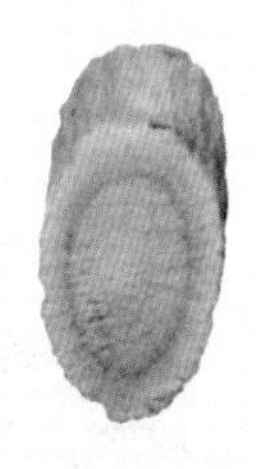
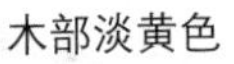

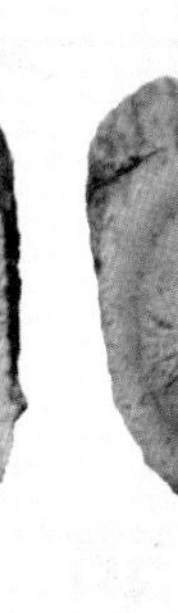

鉴别口诀

黄芪色黄圆柱形，棕黄外皮纵皱纹；
质硬而韧不易断，纤维如绵豆腥气。

功效口诀

升举阳气补脾气，益卫固表补肺气，利水消肿兼行滞；
生津养血又一功，托毒排脓亦有功，敛疮生肌正气旺。

临床应用口诀

气虚乏力兼下陷，肺气不足咳喘作，表虚自汗易外感；
内热消渴津不足，气血两虚面色黄，气虚血滞诸不通；
气血亏虚痈疽久，黄芪人参两元老，补气不同应分辨。

白术

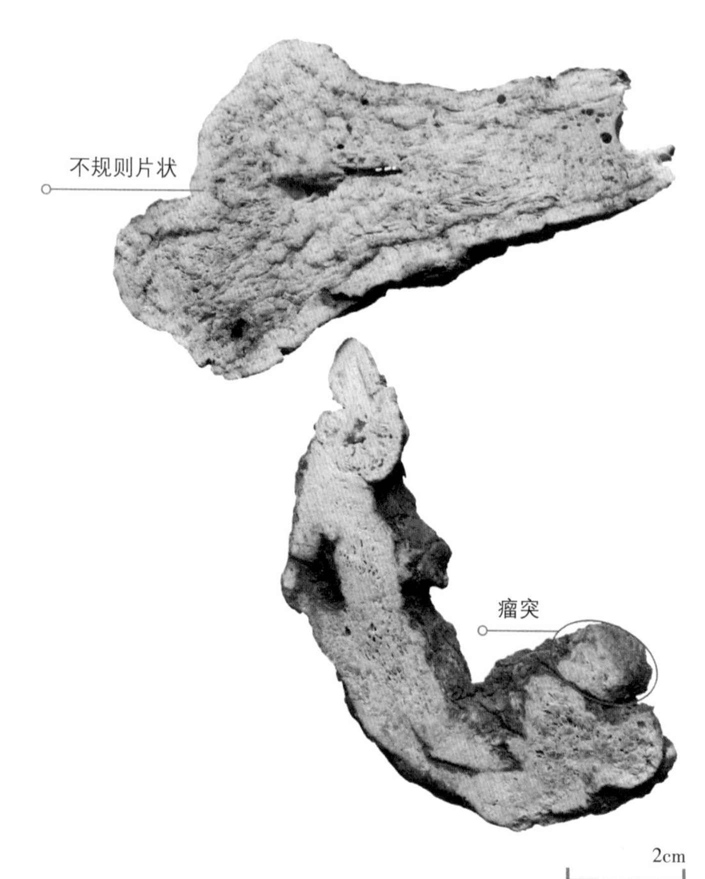

来源： 为菊科植物白术的干燥根茎。

性味归经： 苦、甘，温。归脾、胃经。

功能主治： 健脾益气，燥湿利水，止汗，安胎。常用于脾虚食少，腹胀泄泻，痰饮眩悸，水肿，自汗，胎动不安等。

使用注意： 本品性偏温燥，热病伤津及阴虚燥渴者不宜。

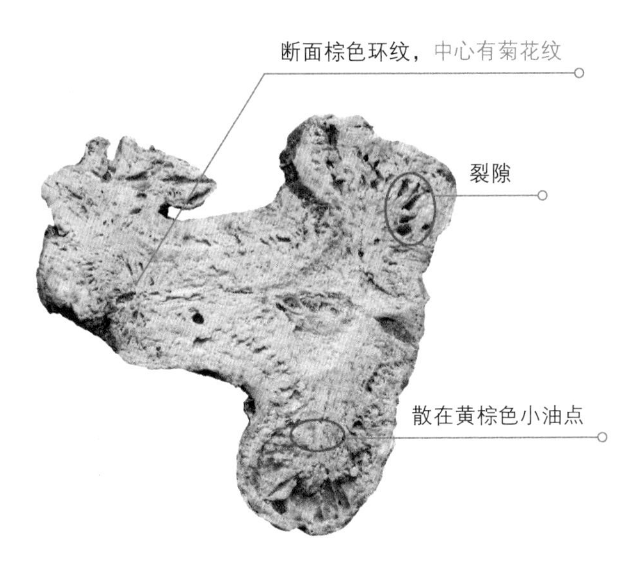

鉴别口诀

白术根茎肥厚团，瘤突纵皱色灰黄；
断面油点多裂隙，气香味甘微苦辛。

功效口诀

白术性温味甘苦，补气健脾常配伍；
燥湿利水兼安胎，固表止汗出中焦。

临床应用口诀

脾虚食少用白术，若有湿邪更适宜，气虚自汗似黄芪；
燥湿利水宜生用，补气健脾选炒用，健脾止泻要炒焦。

甘草

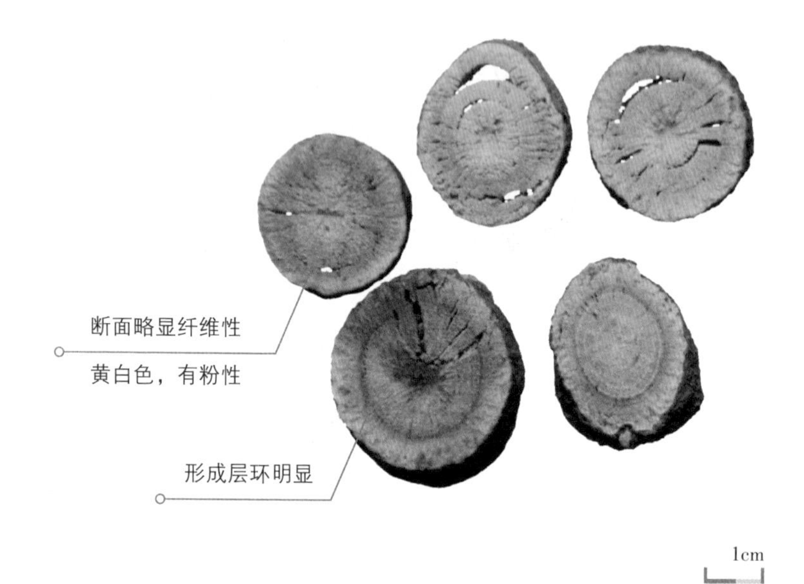

来源： 为豆科植物甘草、胀果甘草或光果甘草的干燥根及根茎。

性味归经： 甘，平。归心、肺、脾、胃经。

功能主治： 补脾益气，清热解毒，祛痰止咳，缓急止痛，调和诸药。常用于脾胃虚弱，倦怠乏力，心悸气短，咳嗽痰多，脘腹、四肢挛急疼痛，痈肿疮毒，缓解药物毒性、烈性等。

使用注意： 不宜与海藻、京大戟、红大戟、甘遂、芫花同用。本品有助湿壅气之弊，湿盛胀满、水肿者不宜用。大剂量久服可导致水钠潴留，引起浮肿。

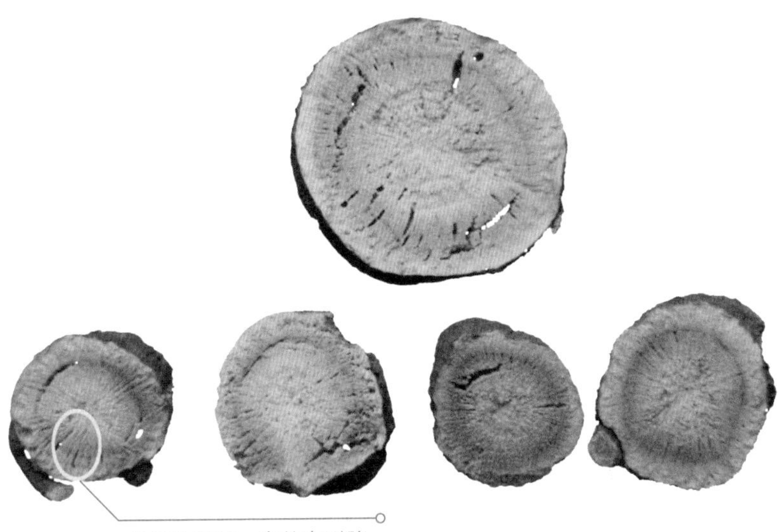

鉴别口诀

甘草圆柱两头截，表面红棕纵沟纹；
黄白坚实显粉性，断面裂隙菊花心。

功效口诀

甘味代表数甘草，补益脾气兼心气；
清热解毒功不甚，祛痰止咳亦有效；
缓急止痛配白芍，调和诸药为元老。

临床应用口诀

脾胃虚弱兼乏力，心气不足脉结代，痈肿疮毒或咽痛；
寒热虚实多咳喘，脘腹四肢挛急痛，峻药毒药甘草调。

第二节 补阳药

鹿茸

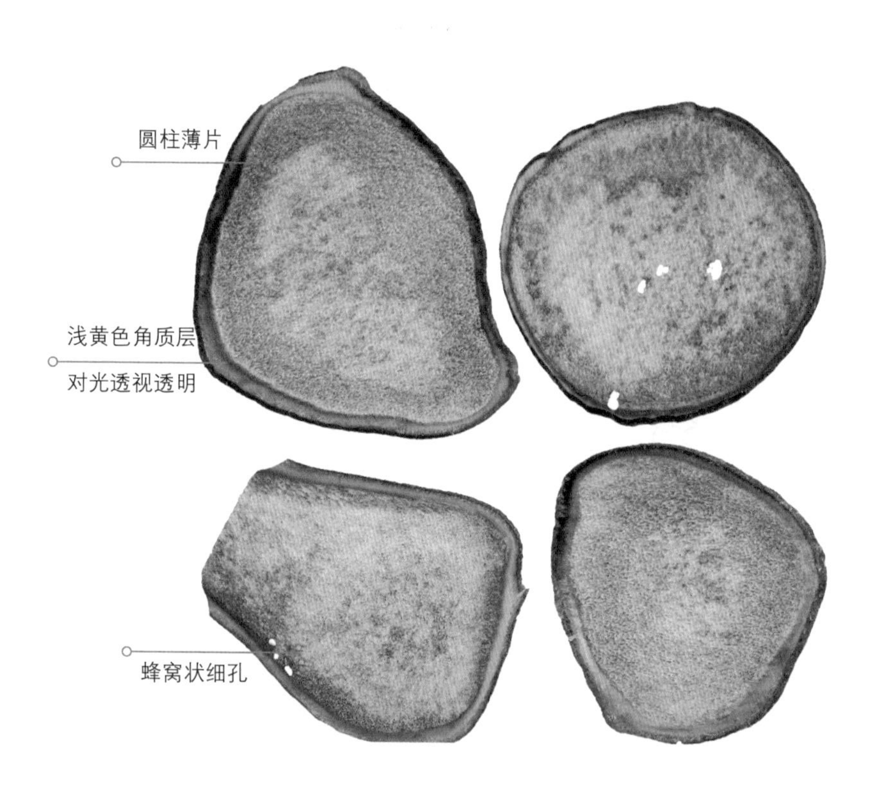

来源： 为鹿科动物梅花鹿或马鹿的雄鹿未骨化密生茸毛的幼角。前者习称“花鹿茸”，后者习称“马鹿茸”。

性味归经： 甘、咸，温。归肾、肝经。

功能主治： 壮肾阳，益精血，强筋骨，调冲任，托疮毒。常用于肾阳不足，精血亏虚，阳痿滑精，宫冷不孕，羸瘦，神疲，畏寒，眩晕，耳鸣，耳聋，腰脊冷痛，筋骨痿软，崩漏带下，阴疽不敛等。

使用注意： 宜从小剂量开始服用，缓缓增加，不可骤用大量，以免阳升风动，头晕目赤，或伤阴动血。凡发热者均当忌服。

临床应用口诀

研末冲服小量起，热病阳亢不相宜。
崩漏带下冲任虚，阴疽疮疡久不愈；
肾阳不足兼精亏，腰脊冷痛筋骨痿；

功效口诀

调理冲任妇科病，托毒生肌起内陷，是为血肉有情品。
甘咸温和入肝肾，补肾壮阳第一品，补益精血强筋骨；

鉴别口诀

海绵中心胶质缘，体轻味咸气腥臭。
花鹿马鹿规格多，圆柱分岔茸毛密；

淫羊藿

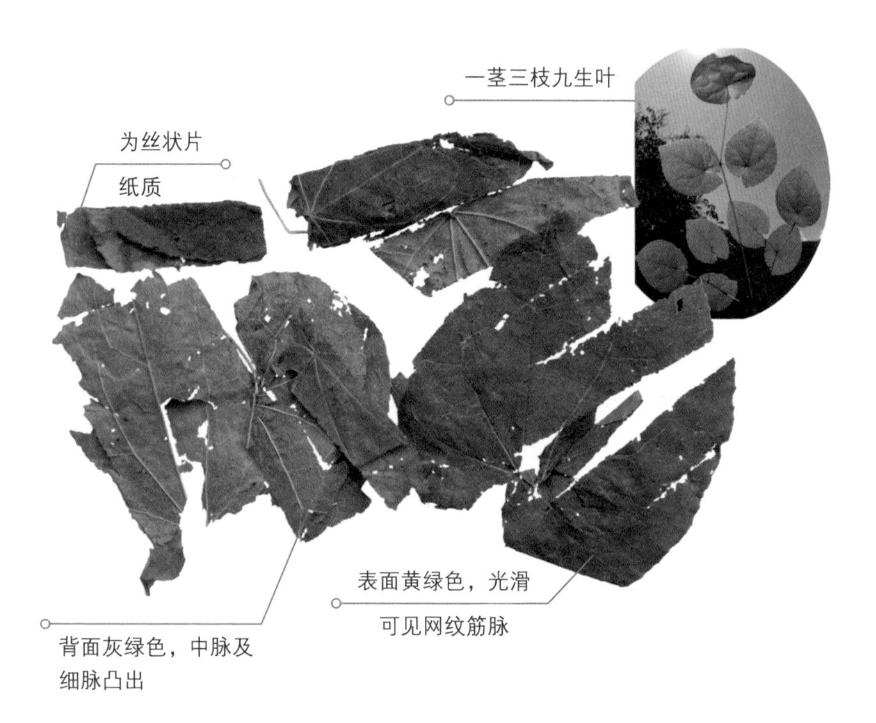

来源： 为小檗科植物淫羊藿、箭叶淫羊藿、柔毛淫羊藿或朝鲜淫羊藿的干燥叶。

性味归经： 辛、甘，温。归肝、肾经。

功能主治： 补肾阳，强筋骨，祛风湿。常用于肾阳虚衰，阳痿遗精，筋骨痿软，风湿痹痛，麻木拘挛等。

使用注意： 阴虚火旺者不宜服。

临床应用口诀

风寒湿痹久不愈，温燥之品配伍须。
肾阳虚衰阳痿生，筋骨痿软不能行；

功效口诀

祛风除湿疗效佳，肝肾不足更相宜。
补肾壮阳代表药，强壮筋骨有特效；

鉴别口诀

叶基心形边锯齿，气微味苦革纸质。
黄绿细茎淫羊藿，一茎三枝九生叶；

杜仲

内表面暗紫色
光滑

外表淡棕色或灰褐色
粗糙
有的树皮较薄，未去粗皮
可见明显皮孔
2cm

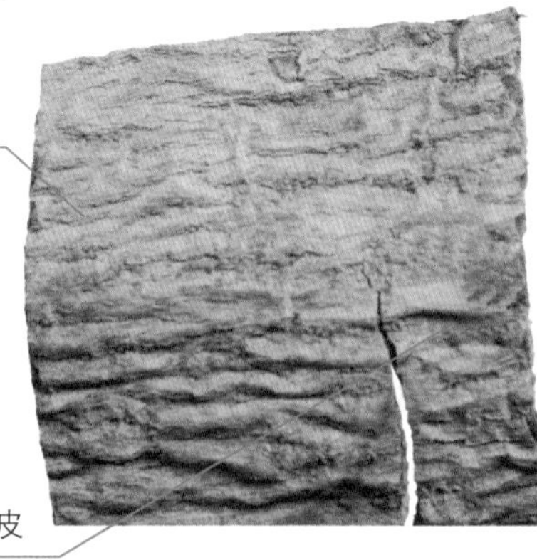

来源：为杜仲科植物杜仲的干燥树皮。

性味归经：甘，温。归肝、肾经。

功能主治：补肝肾，强筋骨，安胎。常用于肝肾不足，腰膝酸痛，筋骨无力，头晕目眩，妊娠漏血，胎动不安等。

使用注意：炒用破坏其胶质有利于有效成分煎出，故比生用效果好。本品为温补之品，阴虚火旺者慎用。

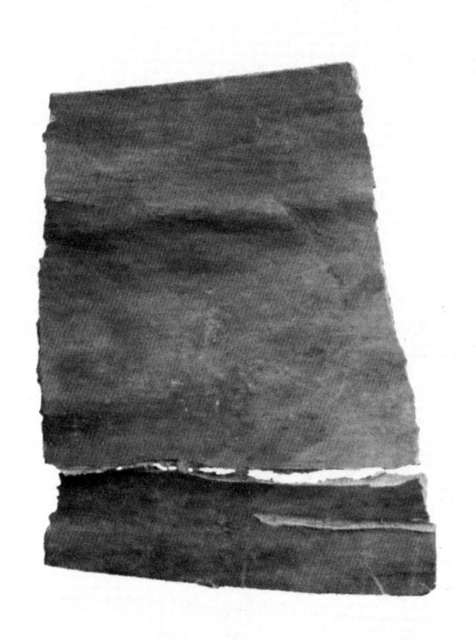

阴虚火旺要慎用，炒用之后效更佳。
腰膝酸痛筋无力，肝肾亏虚胎不安；

临床应用口诀

安胎止眩疗酸痛，重点集中在腰膝。
甘温之品强筋骨，肝肾亏虚它能补；

功效口诀

断面银白胶丝物，细密弹性密相连。
杜仲树皮板平片，外皮灰褐内紫棕；

鉴别口诀

续断

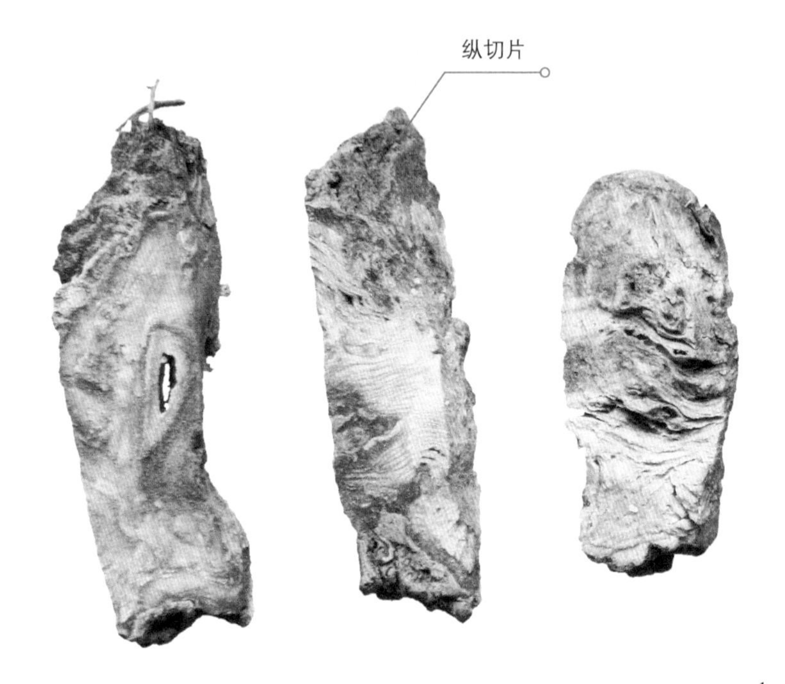

来源： 为川续断科多年生草本植物川续断的干燥根。

性味归经： 苦、辛，微温。归肝、肾经。

功能主治： 补肝肾，强筋骨，续折伤，止崩漏。常用于肝肾不足，腰膝酸软，风湿痹痛，跌扑损伤，筋伤骨折，崩漏，胎漏等。

使用注意： 风湿热痹者忌服。

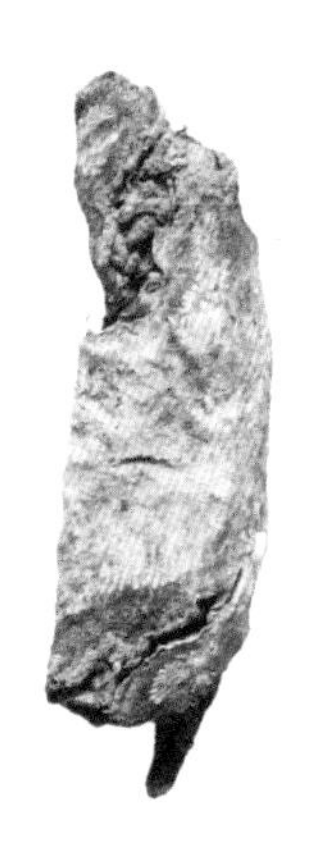

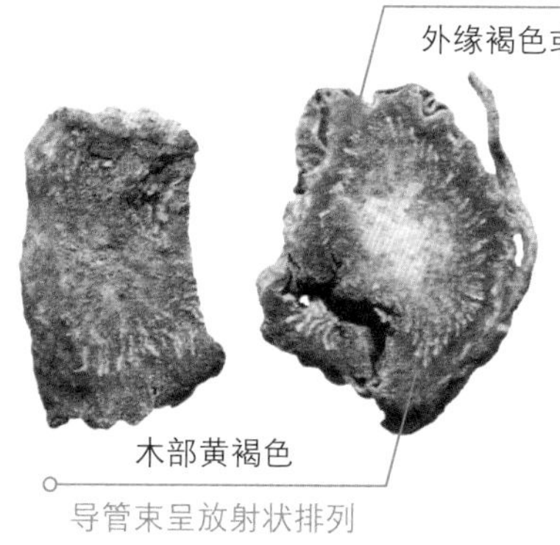

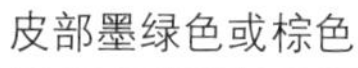

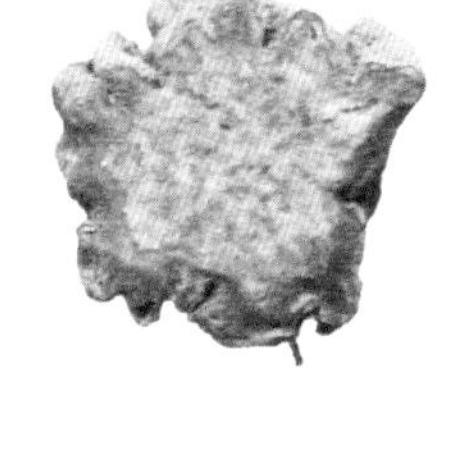

鉴别口诀

续断棕褐扁圆柱，纵皱沟纹皮孔横；
断面皮部黑绿纹，木部黄色菊花心。

功效口诀

苦辛之品补肝肾，强筋壮骨续折伤；
调理冲任止崩漏，固本安胎疗胎漏。

临床应用口诀

肝肾亏虚腰膝软，风湿痹痛久不愈；
跌扑损伤筋骨折，胎动不安崩漏下。

菟丝子

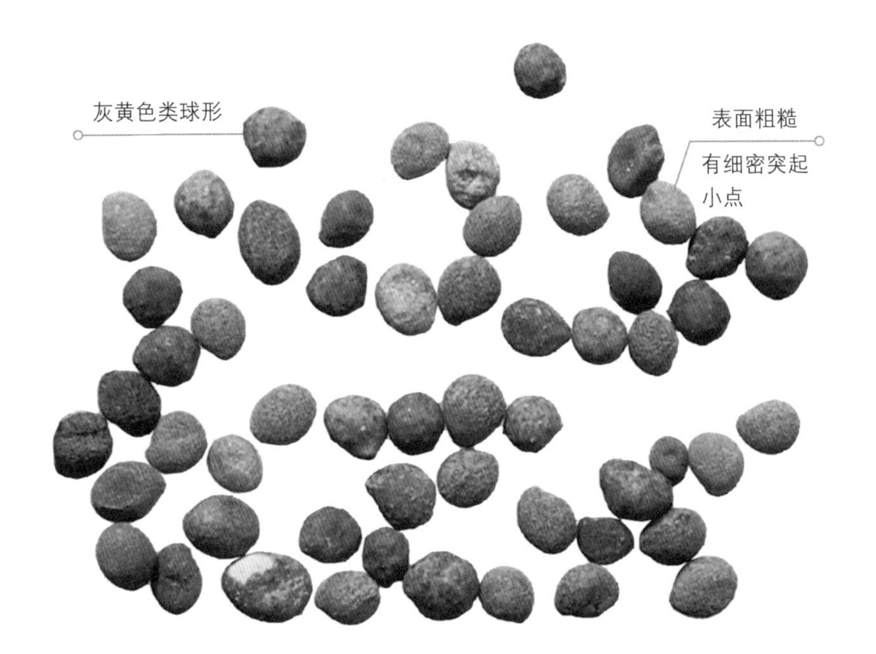

来源：为旋花科植物菟丝子和南方菟丝子的干燥成熟种子。

性味归经：辛、甘，平。归肝、肾、脾经。

功能主治：补益肝肾，固精缩尿，安胎，明目，止泻。常用于肝肾不足，腰膝酸软，阳痿遗精，遗尿尿频，肾虚胎漏，胎动不安，目昏耳鸣，脾肾虚泻等。外用消风祛斑，常用于白癜风等。

使用注意：本品为平补之药，但偏补阳，阴虚火旺、大便燥结、小便短赤者不宜服。

临床应用口诀

目昏耳鸣肝不足，便溏泄泻脾肾虚，白癜风中可酒涂。
肝肾不足腰膝软，阳痿遗精遗尿频，肾虚胎漏胎不安；

功效口诀

养肝明目安胎元，外用消风又祛斑。
补益肝肾加固涩，固精缩尿兼止泻；

鉴别口诀

质硬难碎气微淡，煮沸卷胚如吐丝。
灰棕菟丝类球圆，表面粗糙有突点；

第三节　补血药

当归

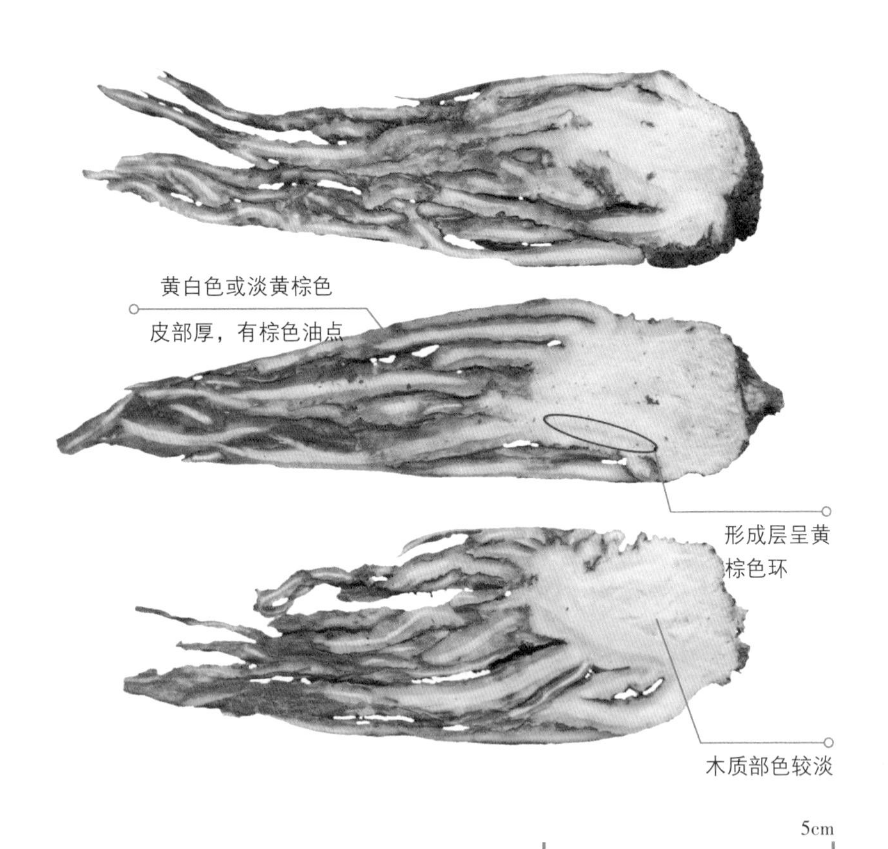

来源： 为伞形科植物当归的干燥根。

性味归经： 甘、辛，温。归肝、心、脾经。

功能主治： 补血活血，调经止痛，润肠通便。常用于血虚萎黄，眩晕心悸，月经不调，经闭痛经，虚寒腹痛，风湿痹痛，跌扑损伤，痈疽疮疡，肠燥便秘等。

使用注意： 湿盛中满、大便泄泻者忌服。

临床应用口诀

血虚萎黄见停滞，月经不调寒虚瘀，更见腹痛与风湿；
肠燥便秘需补血，当归头尾偏活血，当归身子重补血。

功效口诀

补血圣药第一位，兼有活血效更佳；
调经止痛之要药，润肠通便见血虚。

鉴别口诀

当归头身尾三段，主根短粗长支根；
质坚柔韧油润润，气香浓郁味苦甘。

熟地黄

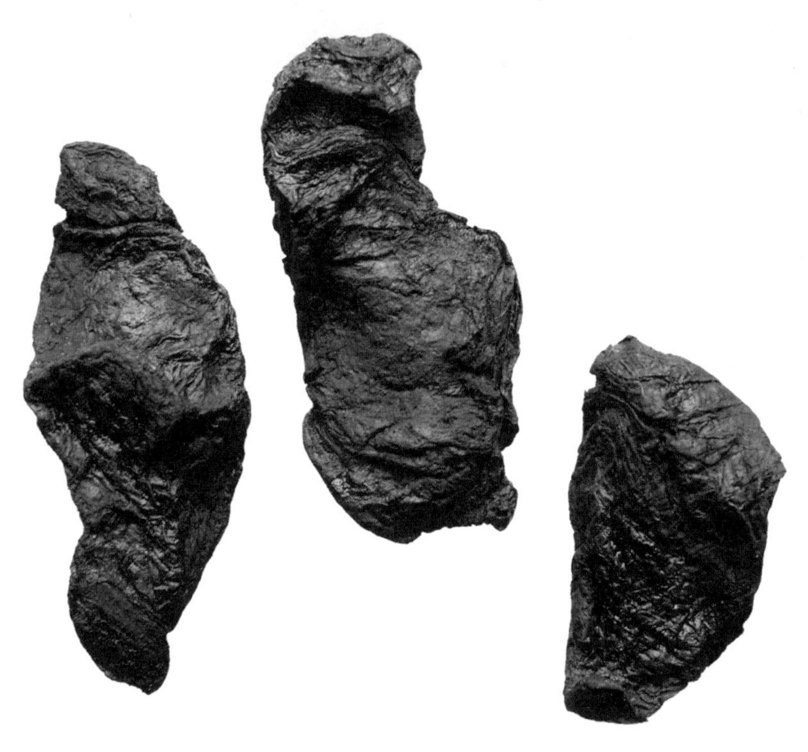

表面乌黑发亮，质滋润而柔软，易粘连

2cm

来源： 为玄参科植物地黄的干燥块根加黄酒拌蒸至内外色黑、油润，或直接蒸至黑润而成。

性味归经： 甘，微温。归肝、肾经。

功能主治： 补血滋阴，益精填髓。常用于血虚萎黄，心悸怔忡，月经不调，崩漏下血，肝肾阴虚，腰膝酸软，骨蒸潮热，盗汗遗精，内热消渴，眩晕耳鸣，须发早白等。

使用注意： 因性质黏腻，较生地黄更甚，有碍消化，凡气滞痰多、脘腹胀痛、食少便溏者忌服。

临床应用口诀

肝肾阴虚腰膝软，潮热盗汗骨蒸热。
血虚萎黄心怔忡，崩漏下血经不调；

功效口诀

益精填髓之要药，补血滋阴第一药。
甘温补血归肝肾，生地蒸晒成熟地；

鉴别口诀

内外乌黑有光泽，性黏气微甘如饴。
熟地团块黑如漆，质柔软润韧性足；

白芍

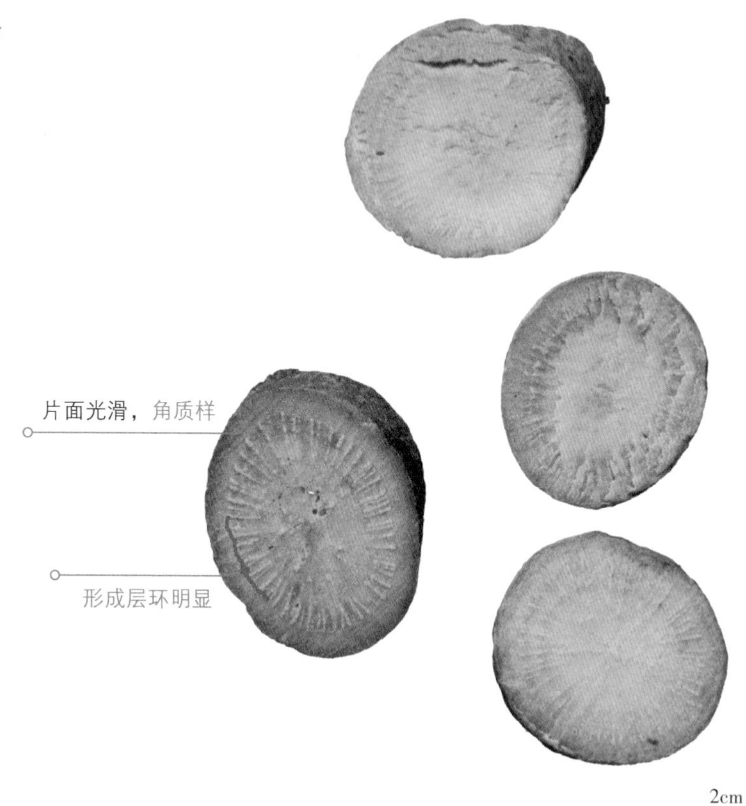

来源：为毛茛科植物芍药（栽培品）的干燥根。

性味归经：苦、酸，微寒。归肝、脾经。

功能主治：养血调经，敛阴止汗，柔肝止痛，平抑肝阳。常用于血虚萎黄，月经不调，自汗，盗汗，胁痛，腹痛，四肢挛痛，头痛眩晕等。

使用注意：不宜与藜芦同用。阳衰虚寒证者不宜用。

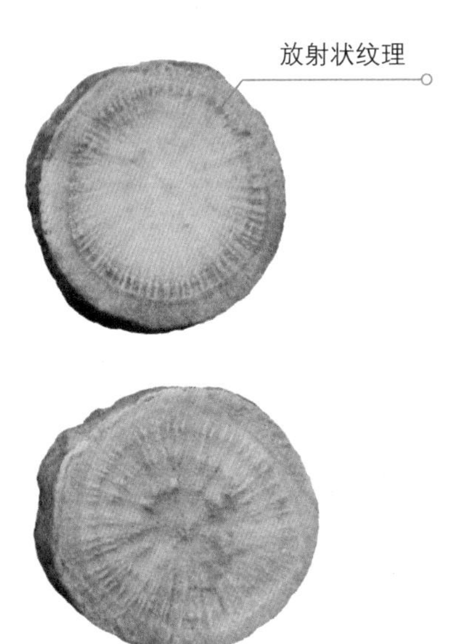

鉴别口诀

白芍条直两端截，质坚体重不易断；
角质断面放射纹，气微味苦又酸微。

功效口诀

养血调经力不强，敛阴止汗留一手；
柔肝止痛配甘草，平抑肝阳效果佳。

临床应用口诀

血虚萎黄经不调，营卫不和自盗汗；
胁肋四肢挛急痛，肝阳上亢头痛眩。

阿胶

长方形或方形块，黑褐色，有光泽

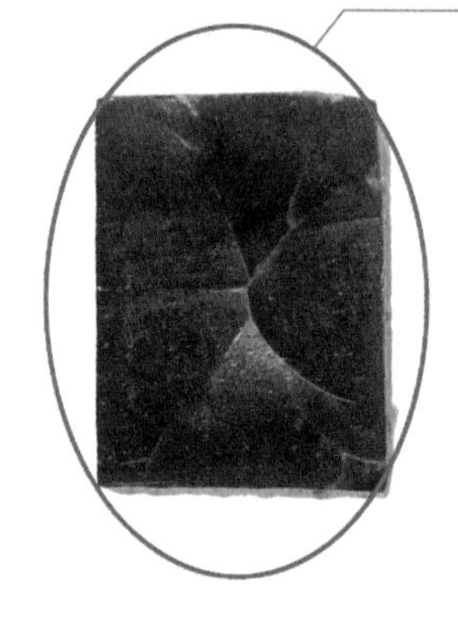

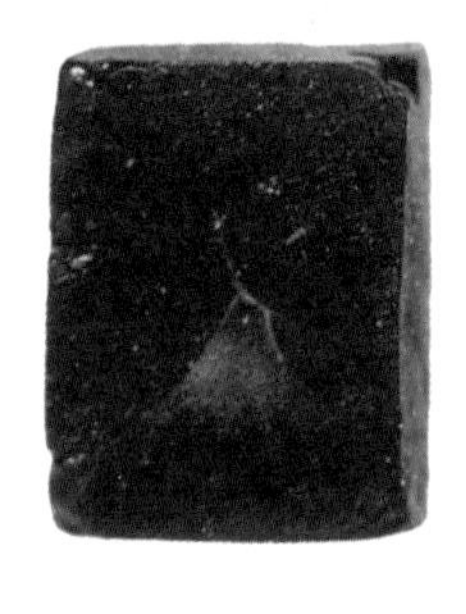

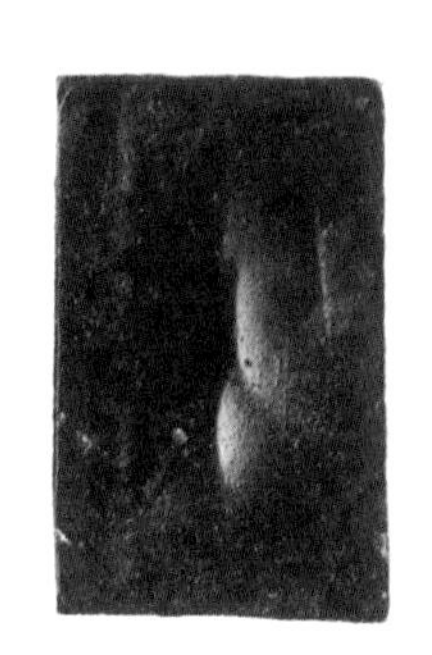

2cm

来源：为马科动物驴的皮经煎煮、浓缩制成的固体胶。

性味归经：甘，平。归肺、肝、肾经。

功能主治：补血，滋阴，润燥，止血。常用于血虚萎黄，眩晕心悸，肌痿无力，心烦不眠，虚风内动，肺燥咳嗽，劳嗽咯血，吐血尿血，便血崩漏，妊娠胎漏等。

使用注意：因黏腻有碍消化，故脾胃虚弱者慎用。

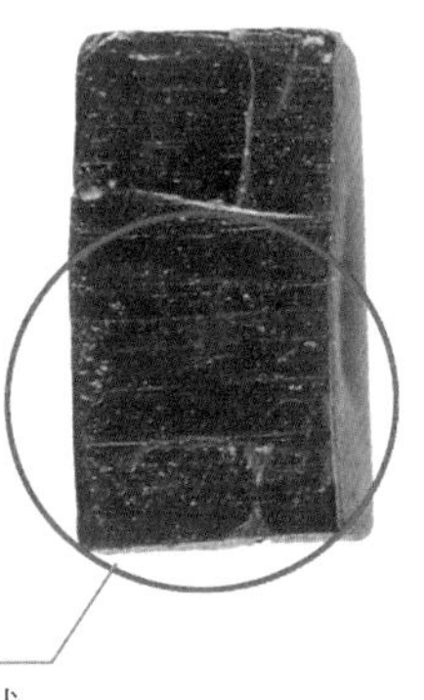

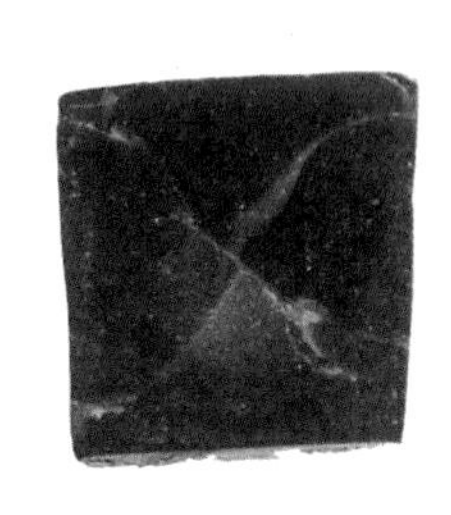

对光照视呈棕色半透明状

鉴别口诀

阿胶丁粒颗粒状，棕黑光泽透明亮；
质坚而脆不易断，气味微甜腥微显。

功效口诀

甘平之品补血效，止血之功亦为要；
滋阴养血能安胎，润燥止咳入肺经。

临床应用口诀

用于血虚最适宜，兼有出血与阴虚；
心烦不眠虚风动，劳嗽咳血效果出。

第四节 补阴药

北沙参

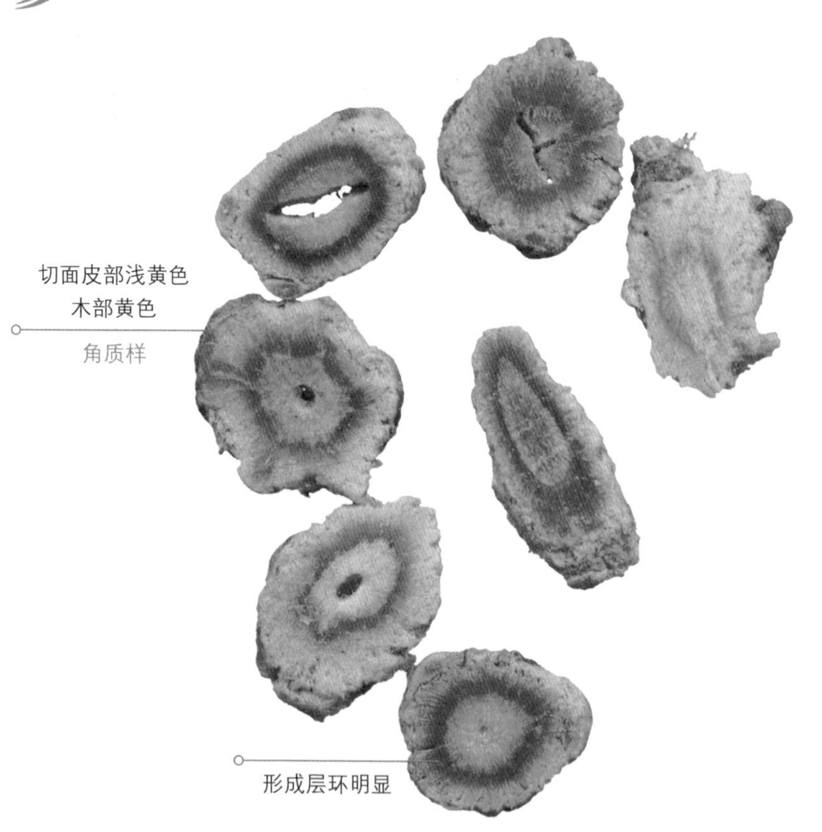

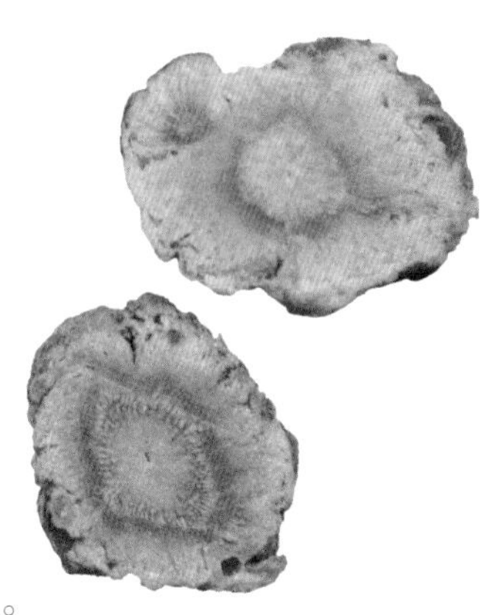

来源：为伞形科植物珊瑚菜的干燥根。

性味归经：甘、微苦，微寒。归肺、胃经。

功能主治：养阴清肺，益胃生津。常用于肺热燥咳，劳嗽痰血，胃阴不足，热病津伤，咽干口渴等。

使用注意：不宜与藜芦同用。

临床应用口诀

热病津伤也可用，十八反中叛藜芦。
肺热燥咳兼阴虚，胃阴不足咽干渴；

功效口诀

擅治肺热燥痰咳，益胃生津解口渴。
甘苦微寒入肺胃，功能养阴兼清肺；

鉴别口诀

质脆易断角质面，皮淡木黄形成纹。
北沙参呈细长条，淡黄粗糙细根痕；

麦冬

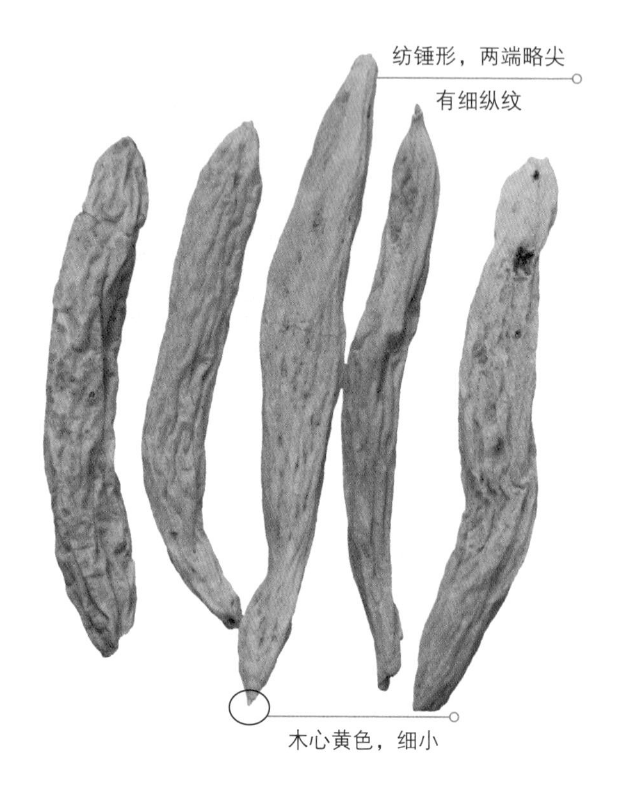

来源： 为百合科植物麦冬的干燥块根。

性味归经： 甘、微苦，微寒。归心、肺、胃经。

功能主治： 养阴生津，润肺清心。常用于肺燥干咳，阴虚痨嗽，喉痹咽痛，津伤口渴，内热消渴，心烦失眠，肠燥便秘等。

使用注意： 脾胃虚寒泄泻、胃有痰饮湿浊及突感风寒咳嗽者均忌服。

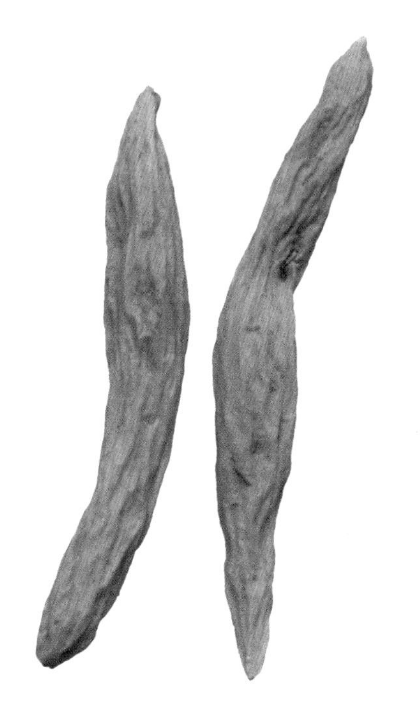

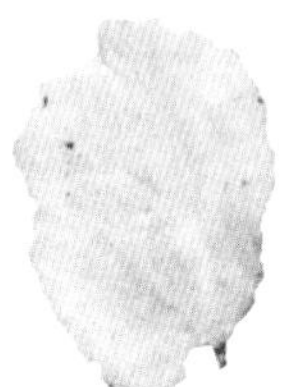

压扁的麦冬
半透明，黄木心

临床应用口诀

胃阴不足肠便秘，内热消渴与津伤。
肺热燥咳咽喉痛，心阴亏虚神不安；

功效口诀

益胃生津可润肠，清心除烦使神安。
麦冬味甘微苦寒，养阴润肺兼利咽；

鉴别口诀

细小中柱黄白心，角质柔韧油润粘。
麦冬块根纺锤形，细纵皱纹半透明；

龟甲

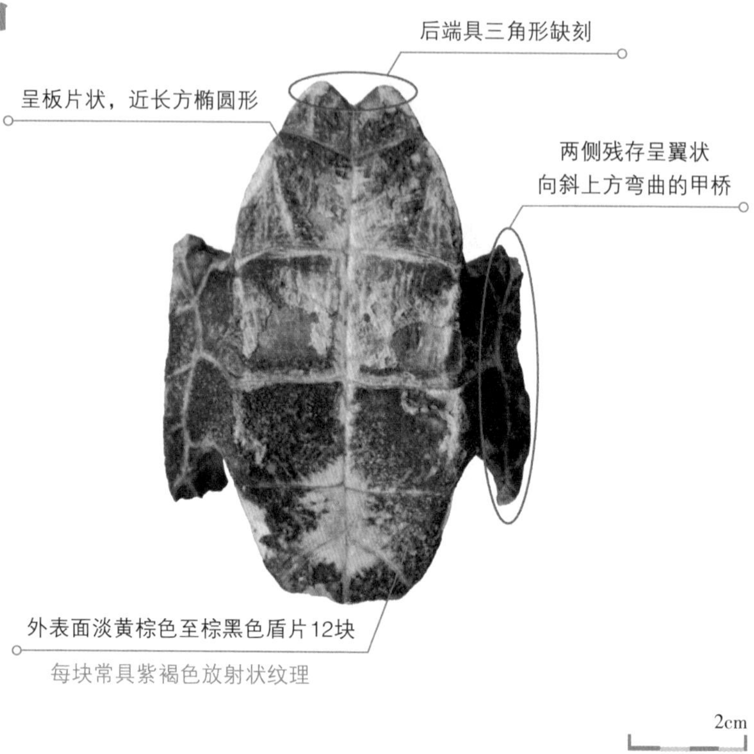

后端具三角形缺刻
呈板片状，近长方椭圆形
两侧残存呈翼状
向斜上方弯曲的甲桥
外表面淡黄棕色至棕黑色盾片12块
每块常具紫褐色放射状纹理
2cm

来源：为脊索动物门爬行纲龟科动物乌龟的背甲及腹甲。

性味归经：咸、甘，微寒。归肝、肾、心经。

功能主治：滋阴潜阳，益肾强骨，养血补心，固经止崩。常用于阴虚潮热，骨蒸盗汗，头晕目眩，虚风内动，筋骨痿软，心虚健忘，崩漏经多等。

使用注意：孕妇及胃有寒湿者忌用。

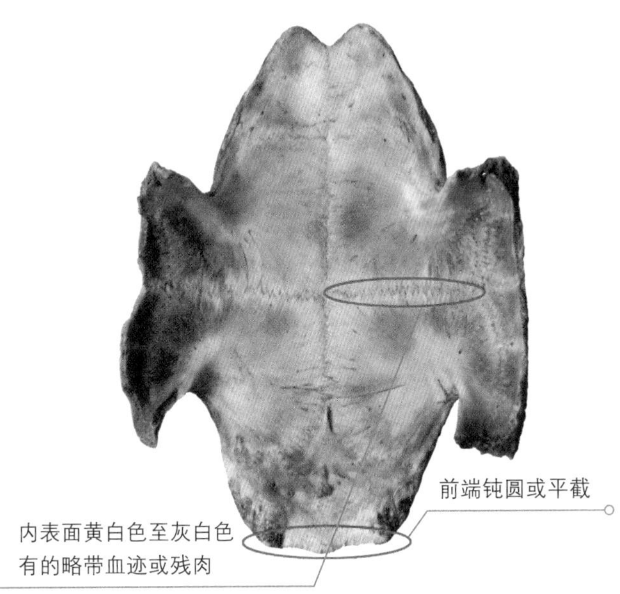

惊悸失眠健忘生，妇人崩漏月经多，入药先煎孕妇慎。

临床应用口诀

阴虚潮热内风动，筋骨痿软囟不合，再兼盗汗骨蒸热；

养血补心安神志，益肾健骨强体质。

功效口诀

滋阴潜阳第一味，咸甘微寒能固经；

六对鳞甲镶嵌合，尾有三角顶平截。

鉴别口诀

龟甲腹甲长圆形，两翼肋板身两边；

鳖甲

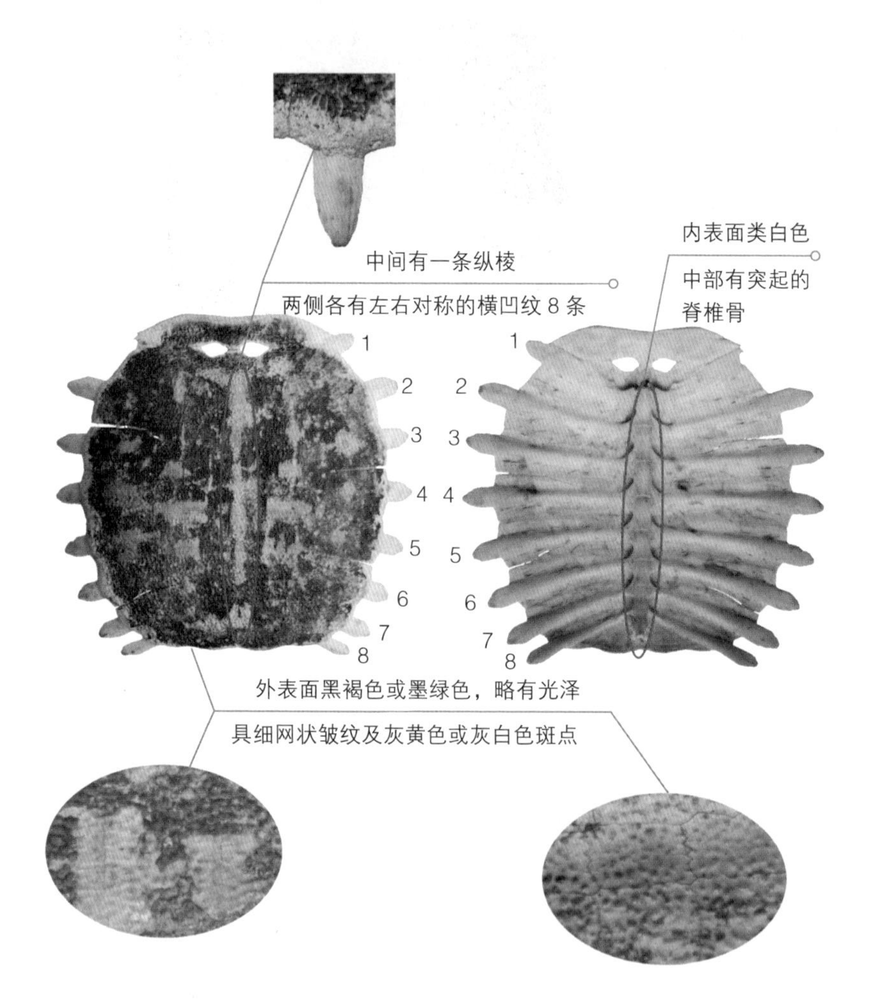
中间有一条纵棱
两侧各有左右对称的横凹纹 8 条
内表面类白色
中部有突起的
脊椎骨
1
2
3
4
5
6
7
8
1
2
3
4
5
6
7
8
外表面黑褐色或墨绿色，略有光泽
具细网状皱纹及灰黄色或灰白色斑点
5cm

来源：为脊索动物门爬行纲鳖科动物鳖的背甲。

性味归经：咸，微寒。归肝、肾经。

功能主治：滋阴潜阳，退热除蒸，软坚散结。常用于阴虚发热，骨蒸劳热，阴虚阳亢，头晕目眩，虚风内动，手足瘈疭，经闭，癥瘕，久疟疟母等。

使用注意：孕妇及脾胃虚寒者忌用。

临床应用口诀

龟甲偏补鳖甲散，孕妇慎用宜先煎。
阴虚发热风内生，经闭癥瘕疟母发；

功效口诀

退热除蒸之要药，软坚散结有功效。
鳖甲味咸性微寒，滋阴潜阳同龟甲；

鉴别口诀

脊椎隆起肋嵌合，气味腥咸骨质坚。
鳖甲卵圆有光泽，黑褐背甲灰白斑；

第 / 十八 / 章

收涩药

PART EIGHTEEN

第一节 敛肺涩肠药

五味子

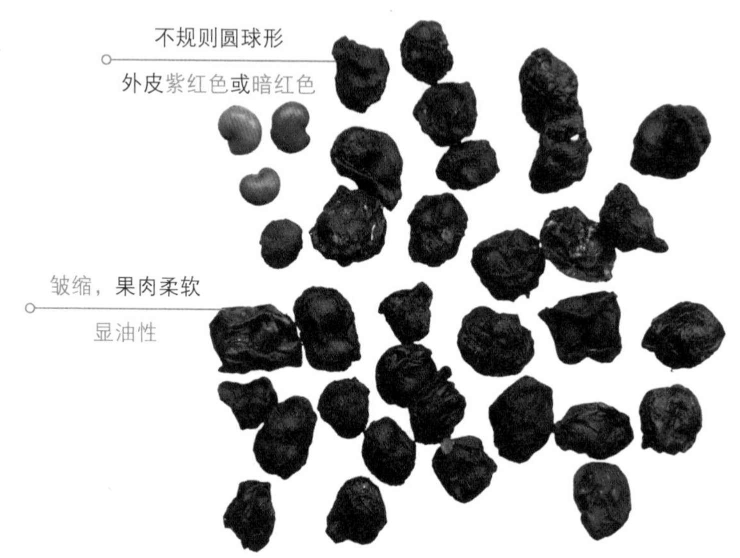

来源： 为木兰科植物五味子的干燥成熟果实。习称“北五味子”。

性味归经： 酸、甘，温。归肺、心、肾经。

功能主治： 收敛固涩，益气生津，补肾宁心。常用于久嗽虚喘，梦遗滑精，遗尿尿频，久泻不止，自汗盗汗，津伤口渴，内热消渴，心悸失眠等。

使用注意： 凡表邪未解、内有实热、咳嗽初起、麻疹初期者，均不宜用。

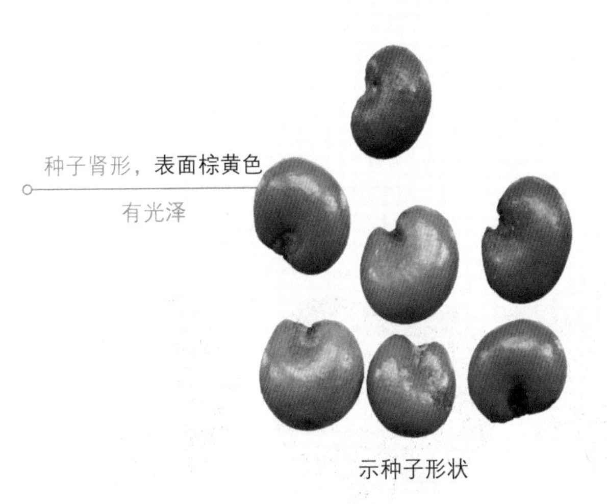

示种子形状

鉴别口诀

五味子果分南北，北皮暗红显油性；
肾形种子棕又亮，味酸苦辛兼具涩。

功效口诀

酸甘温和五味全，收敛固涩兼补虚；
益气生津常用药，补肾宁心有佳效。

临床应用口诀

久咳虚喘标本治，梦遗遗精尿频数，久泻不止自盗汗；
津伤口渴消渴生，心悸失眠诸不足，病有邪气不宜用。

乌梅

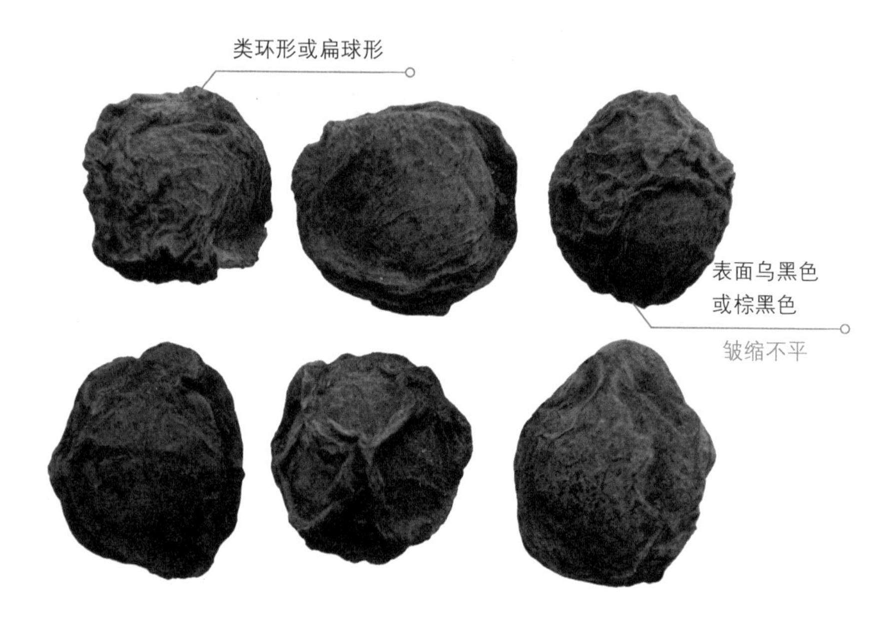

来源： 为蔷薇科植物梅的干燥近成熟果实。

性味归经： 酸、涩，平。归肝、脾、肺、大肠经。

功能主治： 敛肺，涩肠，生津，安蛔。常用于肺虚久咳，久泻久痢，虚热消渴，蛔厥呕吐腹痛等。

使用注意： 外有表邪或内有实热积滞者均不宜服。

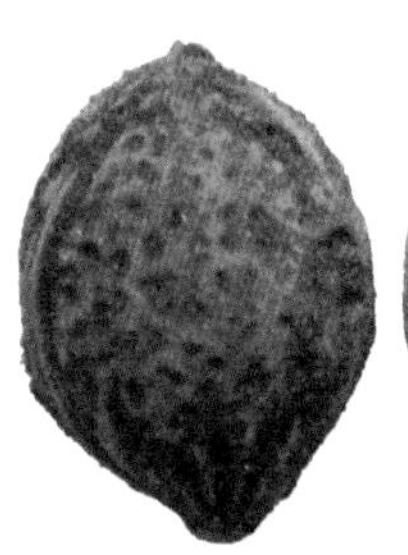
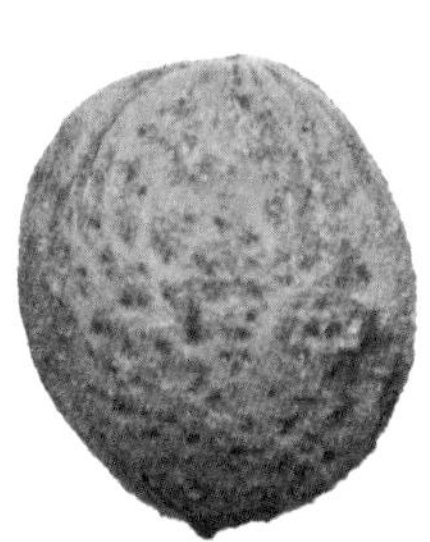

乌梅果核有凹点

临床应用口诀

久泻久痢常用药，蛔厥呕吐腹痛疗。
肺虚久咳可收敛，虚热消渴见之减；

功效口诀

生津止渴起于酸，安蛔止痛独特效。
敛肺止咳有疗效，涩肠止泻开胃药；

鉴别口诀

肉薄柔韧核大硬，果核椭圆点凹痕。
乌梅形体扁圆球，表面乌黑皱缩纹；

第二节　固精缩尿止带药

山茱萸

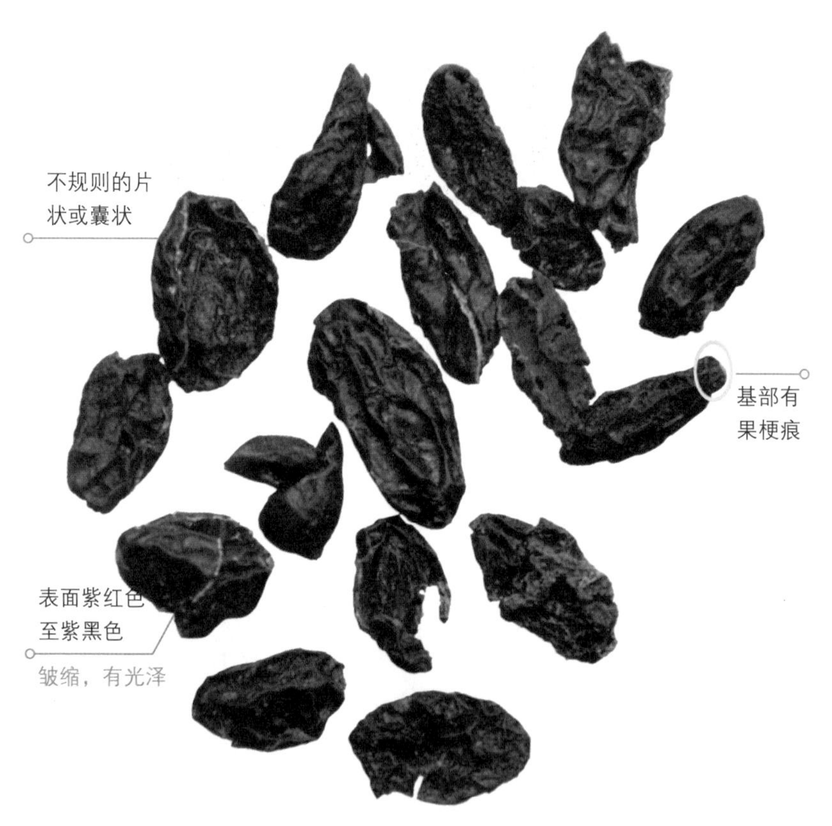

来源： 为山茱萸科植物山茱萸的干燥成熟果肉。

性味归经： 酸、涩，微温。归肝、肾经。

功能主治： 补益肝肾，收涩固脱。常用于眩晕耳鸣，腰膝酸痛，阳痿遗精，遗尿尿频，崩漏带下，大汗虚脱，内热消渴等。

使用注意： 素有湿热而致小便淋涩者不宜服用。

临床应用口诀

内热消渴方中求，遗精遗尿大汗出。
肝肾不足腰膝痛，六味地黄为君药；

功效口诀

收敛固涩效果佳，固肾敛汗兼止血。
补益肝肾代表品，益精助阳皆生效；

鉴别口诀

新肉鲜泽陈货紫，气微味酸苦涩微。
山茱萸似小枣核，果皮肉质多扁缩；